BÜZZ

© Buzz Editora, 2024

© Corinne Sweet, 2020

O direito moral de Corinne Sweet de ser identificada como autora deste trabalho foi afirmado de acordo com a Lei de Direitos Autorais, Designs e Patentes de 1988.

Publicado originalmente em inglês na Grã-Bretanha pela Greenfinch, em 2020.

Na página 8 foram usadas citações de *Macbeth* (Trad. de Barbara Eliodora. Rio de Janeiro: Nova Fronteira, 2016).

Título original: *2 Minutes to Sleep: Everyday Self-Care for a Better Night's Rest*

Publisher ANDERSON CAVALCANTE
Coordenadora editorial DIANA SZYLIT
Editor-assistente NESTOR TURANO JR.
Analista editorial ÉRIKA TAMASHIRO
Estagiária editorial BEATRIZ FURTADO
Preparação LIGIA ALVES
Revisão AMANDA OLIVEIRA e DANIELA GEORGETO
Projeto gráfico ESTÚDIO GRIFO
Assistentes de design LETÍCIA DE CÁSSIA e PAULA RAGUCCI
Ilustrações RAFAELA PASCOTTO

Nesta edição, respeitou-se o novo Acordo Ortográfico da Língua Portuguesa.

Todos os direitos reservados à:
Buzz Editora Ltda.
Av. Paulista, 726, Mezanino
CEP 01310-100, São Paulo, SP
[55 11] 4171 2317
www.buzzeditora.com.br

Corinne Sweet

SONO

em dois minutos

**AUTOCUIDADOS
DIÁRIOS
PARA DORMIR
MELHOR**

Tradução CÁSSIA ZANON

Eternamente grata ao meu saudoso pai, Leslie Sweet, por me aconchegar à noite para acalmar meus medos e me ajudar a dormir contando histórias sobre seus incríveis dias de navegação.

CAPÍTULO UM

UMA INTRODUÇÃO AO SONO

Você dormiu bem esta noite?

Como estava se sentindo ao acordar esta manhã?

Você se preocupa com dormir o suficiente?

Você passou muito tempo tentando dormir?

Você cochilou durante o dia e depois acordou no meio da noite?

Seu sono foi interrompido por filhos ou animais de estimação?

Você está achando que precisa de menos sono à noite e mais cochilos durante o dia?

Você tomou "uma bebidinha" para dormir?

Você toma remédio para dormir?

Você sente cansaço constantemente?

Você consegue se lembrar dos seus sonhos?

Privação de sono

O sono é uma grande preocupação para muitos de nós. Precisamos dormir para nos regenerarmos e recuperarmos dos dias cada vez mais ocupados, mas, de modo geral, estamos sofrendo mais privação de sono do que nunca. A Organização Mundial da Saúde (OMS) declarou uma epidemia de sono nos países industrializados, onde a maioria das pessoas dorme menos do que as oito ou nove horas recomendadas por noite para uma boa saúde física e mental. As populações do Japão, Singapura e Brasil são as que vivem com maior privação de sono, dormindo, em média, de cinco a seis horas por noite, enquanto as populações dos Países Baixos e da Nova Zelândia são as que dormem mais, cerca de oito a dez horas por noite.

Insônia

Muitos sofrem de crises de insônia (dificuldade para dormir), que podem estar relacionadas a problemas físicos e/ou psicológicos decorrentes do estilo de vida. A insônia é perigosa para nós mesmos e para os outros, pois muitas vezes deixamos de funcionar bem no dia seguinte ao realizar tarefas diárias como dirigir, cuidar de crianças, usar máquinas e até mesmo atravessar a rua. Passamos dois terços da vida acordados, mas também precisamos de tempo de sono para recuperarmos e reiniciarmos nossos cérebros e corpos sobrecarregados (ver página 55).

Dormir para quê?

A famosa citação de *Macbeth*, de William Shakespeare, "Sono que trança o fio fino do cuidado", reflete a natureza curativa essencial do sono. Sono de qualidade é o "alimento maior da vida". Precisamos dormir para restaurar e reparar o nosso corpo e o nosso cérebro depois de passarmos uma média de dezesseis a dezoito horas acordados e ativos todos os dias.

Quando estamos acordados, as ondas cerebrais apresentam níveis mais elevados de atividade e os músculos estão amplamente ativos. Durante o sono, nosso corpo é restaurado com a liberação de hormônios de crescimento, que reparam as células, e nosso cérebro reinicia à medida que as ondas cerebrais diminuem a velocidade, momento em que ocorre uma quantidade complexa de alterações neurofisiológicas e hormonais. Também armazenamos nossas memórias e sonhamos todas as noites, que é a maneira do cérebro analisar e dar sentido às experiências vividas quando estamos acordados.

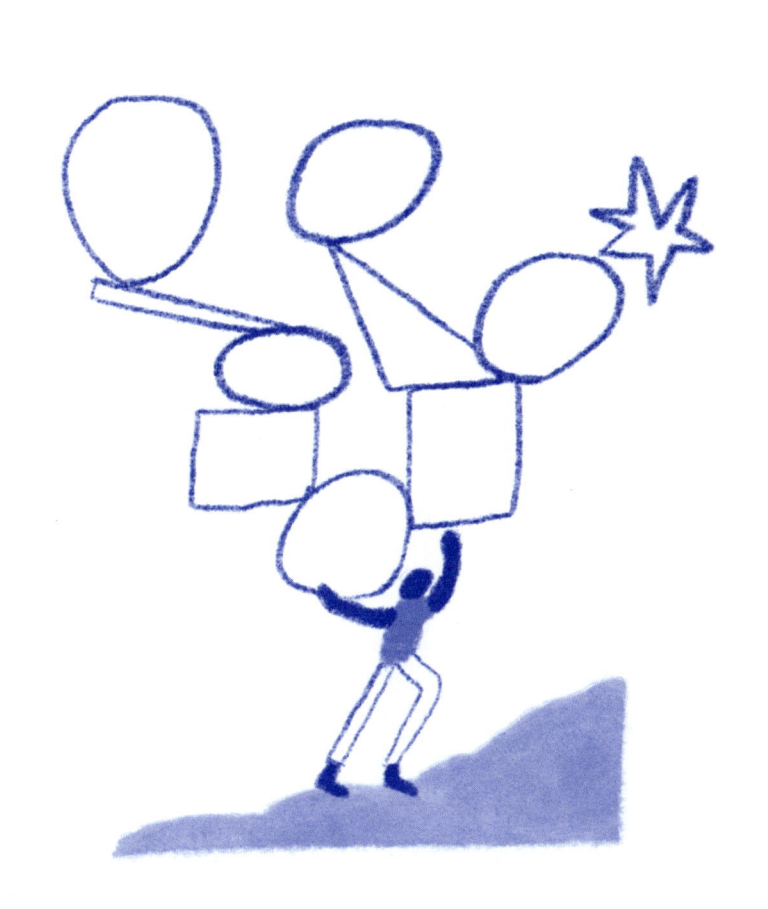

Ciclo do sono

Existem quatro estágios principais que formam o ciclo do sono:

Estágio 1: NREM (sono sem movimentos oculares rápidos). Este é o estágio mais leve do sono, uma transição entre estar acordado e adormecer. Esse estágio dura de cinco a dez minutos, e, se for acordado, você pode achar que ainda não havia dormido.

Estágio 2: NREM. Representa cerca de 40% a 60% do nosso tempo de sono e permite que o cérebro consolide memórias e processe experiências. Esse estágio dura cerca de vinte minutos, à medida que a temperatura corporal cai e a respiração e os batimentos cardíacos se tornam mais regulares.

Estágio 3: NREM. Passamos de 5% a 15% do tempo dormindo nesta etapa de sono profundo. Os músculos relaxam, e a pressão arterial e a frequência respiratória caem. Ficamos menos responsivos ao ambiente, e o sonambulismo e a enurese noturna podem ocorrer nesta fase.

Estágio 4: REM (sono com movimentos oculares rápidos). O cérebro se torna mais ativo, e nossos olhos se movem rapidamente. Passamos cerca de 20% do tempo de sono nesta fase, e como os músculos estão relaxados, se acordarmos, teremos a sensação de que não conseguimos nos mover.

Durante a noite, passamos por quatro ou cinco ciclos do sono: o sono começa no estágio um, progride para os estágios dois e três e pode repetir os estágios dois e três antes de entrar no estágio quatro, REM. Após o REM, o corpo e o cérebro retornam ao estágio dois, depois ao três, e assim por diante.

Por que estamos perdendo o sono?

Estamos perdendo muito o sono devido à pressão da vida e ao nosso estilo de vida sem interrupções. Notícias são geradas e veiculadas 24 horas por dia, o que perturba nosso equilíbrio emocional. Viajamos mais de avião, percorremos longas distâncias e nos deslocamos por horas para o trabalho, o que pode nos causar jet lag ou a necessidade de nos recuperarmos de uma viagem diariamente. Além disso, trabalhamos por mais horas, em turnos, fazemos mais horas extras e não paramos nem nos finais de semana. A economia global ininterrupta e intermitente impõe grandes expectativas e necessidades constantes a serem atendidas.

Necessidades de sono

Geralmente, as mulheres precisam de cerca de vinte minutos a mais de sono por noite do que os homens, devido ao trabalho doméstico (tempo necessário para a recuperação do cérebro), à gravidez e à menopausa (alterações hormonais). Embora durmam um pouco mais do que os homens, as mulheres normalmente apresentam mais problemas relacionados ao sono. As mães, por sua vez, dormem, em média, quinze minutos a menos do que os pais, e pessoas com filhos dormem, por ano, cerca de 34 horas a menos do que quem não tem filhos, devido a noites interrompidas (ver O sono e os filhos, na página 150). Curiosamente, as mulheres relatam que acordam com pior humor do que os homens durante a semana (exceto na Colômbia, em Portugal e na Ucrânia).

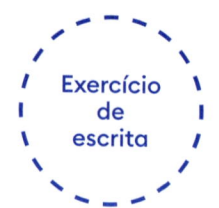

ANÁLISE DO SONO

Pegue papel e caneta e anote tudo o que puder sobre seus padrões de sono. Saber mais sobre si mesmo e o que ajuda você a dormir é um bom ponto de partida se quiser melhorar seus hábitos ou iniciar uma boa higiene do sono. Pergunte a si mesmo: quantas horas você dorme, em média, por noite? Como você começa a dormir? Você se lembra dos seus sonhos? Você acha difícil ou fácil acordar? Você prefere dormir sozinho ou acompanhado? Há animais de estimação no seu quarto? Você usa telas na cama? O que interfere no seu sono? Você acorda durante a noite? Em caso afirmativo, quantas vezes? O que você come ou bebe antes de dormir? Reserve um minuto para revisar suas anotações e considerar quais mudanças podem ser necessárias para ter um sono melhor.

Como a perda de sono afeta você?

Não dormir o suficiente à noite provoca alguns efeitos colaterais psicológicos importantes, como:

- Aumento do estresse.
- Esquecimento.
- Desânimo.
- Cansaço.
- Falta de motivação.

Você percebe mais algum efeito, como ficar mal-humorado, rabugento ou comer mais carboidratos?

Há também alguns efeitos colaterais fisiológicos negativos:

- Problemas respiratórios.
- Doença cardíaca.
- Diabetes.
- Obesidade.

Esses efeitos secundários da privação de sono podem afetar a saúde e o bem-estar, e é extremamente importante priorizarmos o sono, proporcionando ao nosso corpo e mente um tempo de inatividade adequado.

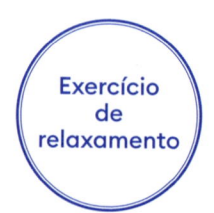

OBSERVAÇÃO DE NUVENS

Experimente fazer isso sempre que estiver estressado ou não conseguir dormir. Se for durante o dia, procure uma janela e olhe para o céu. Consegue ver alguma nuvem? Observe sua cor, forma, altura e distribuição. Ela é cinza-escuro, cinza-claro, branca, volumosa, tem camadas? Se for à noite, você consegue ver alguma nuvem no céu? Ela está iluminada pela lua? De que cor ela é? Com o que ela se parece?

Mudanças no estilo de vida

Com um em cada dois casamentos terminando em separação, os filhos podem acabar ficando sob a responsabilidade exclusiva de um dos pais. Administrar o trabalho e a casa pode afetar bastante o sono após um dia agitado. Além disso, o rompimento de relacionamentos geralmente causa sofrimento e noites sem dormir para todos os envolvidos.

O nível de ruído aumentou com o grande adensamento populacional e do trânsito, especialmente nos centros urbanos: a poluição luminosa proveniente de ruas, lojas e veículos pode interromper os nossos padrões de sono. Além disso, vivemos colados a telas e dispositivos dia e noite, o que afeta nossas ondas cerebrais e nos mantém acordados e conectados quando queremos e precisamos dormir. Também comemos e bebemos tarde, e ainda consumimos mais álcool e drogas, o que pode afetar o nosso sono.

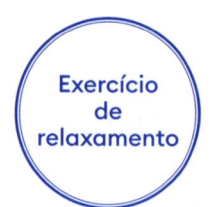

Exercício
de
relaxamento

ALONGAMENTO NA PAREDE

Faça uma pausa agora e encontre uma parede sem prateleiras, quadros ou interruptores de luz. De frente para ela, alongue-se em direção ao teto com os braços elevados acima da cabeça e depois vire de costas e encoste na parede. Mantenha-se em pé com o corpo pressionado contra a parede — tocando as nádegas, os ombros e a cabeça. As mãos podem tocar a parede ou ficar penduradas ao lado do corpo. Os pés devem estar ligeiramente afastados da parede, abertos na largura do quadril. Empurre suavemente a lombar para trás, mantendo a cabeça em contato com a parede, e então relaxe. Repita mais três vezes.

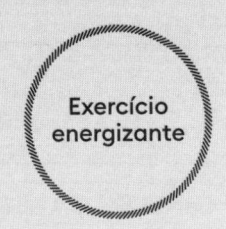

DESCANSO DE CABEÇA

Se estiver se sentindo grogue durante o dia, reserve um momento para descansar a cabeça. Experimente fazer isso sentado diante de uma mesa ou escrivaninha. Junte as mãos em concha à sua frente. Coloque as mãos sobre o rosto com as pontas dos dedos sobre as sobrancelhas e a base das mãos, ainda em forma de concha, sob o queixo. Seus polegares devem estar abertos para descansar logo abaixo das orelhas. Coloque os cotovelos sobre a mesa. Deixe o rosto descansar suavemente nas mãos por alguns minutos. Observe como é escuro e relaxante. Feche os olhos. Respire profundamente e deixe a cabeça repousar em suas mãos enquanto continua a respirar. Esvazie a mente o máximo que puder, concentrando-se na experiência de apoiar a cabeça nas mãos. Depois de alguns minutos, retire as mãos, endireite-se e fique sentado por alguns segundos.

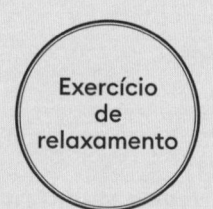

Exercício de relaxamento

GIRO DE CABEÇA

Fique de pé com os pés afastados na largura do quadril e os braços soltos ao lado do corpo. Feche os olhos e deixe a cabeça cair suavemente para a frente, encaixando o queixo na garganta. Gire lentamente a cabeça para a esquerda e, em seguida, gire-a para trás, com o rosto inclinado para o teto. Faça o mesmo do lado direito. Repita seis vezes, inspirando e expirando de maneira lenta e calma. Observe quaisquer áreas de tensão ou rigidez.

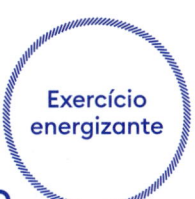

ALONGAMENTO DO PEIXE-DOURADO

Esse alongamento é ótimo se você estiver sentindo cansaço ou tensão. Pare o que estiver fazendo e afaste-se da sua mesa de trabalho. Encontre um espaço reservado, como o quarto ou o banheiro, se estiver no trabalho. Sente-se ou fique em pé confortavelmente. Abra bem a boca e, em seguida, franza os lábios como um peixinho-dourado. Sinta o alongamento na nuca ao fazer isso. Abra e feche a boca lentamente seis vezes, parando entre elas. Talvez você boceje enquanto relaxa — deixe que isso aconteça. No final, gire a cabeça uma vez para a esquerda, para a direita, para trás e para a frente. Em seguida, volte ao que estava fazendo, sentindo-se energizado e pronto para continuar o dia.

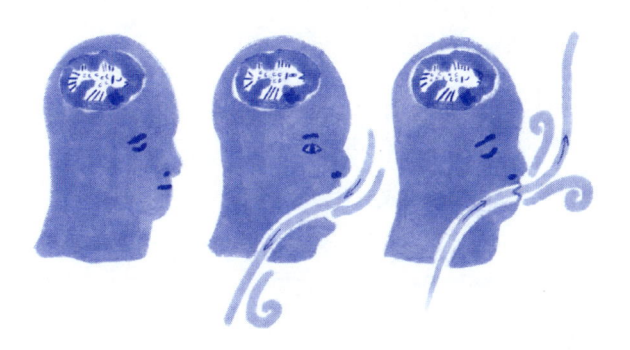

Movimentos do sono

Durante o sono, é normal acordar de maneira intermitente, mudar de posição e se movimentar. No entanto, algumas pessoas apresentam comportamentos de parassonia, como sonambulismo, fala durante o sono, terrores noturnos e enurese. Esses podem ser sinais de perturbação emocional ou desconforto físico, efeitos da idade ou, em alguns casos, da genética. Tais comportamentos podem prejudicar o sono (e certamente incomodar quem está ao nosso lado ou próximos a nós). Algumas pessoas também podem roncar alto ou ter apneia do sono, o que pode dificultar muito o sono de parceiros ou filhos que dormem no mesmo quarto.

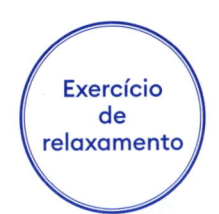

CONSCIÊNCIA DE SOM

Sente-se, fique de pé ou caminhe onde você está. O que você pode ouvir? Escute de verdade. Você consegue ouvir sons distantes? Sons próximos? Latidos? Trânsito? Máquinas? Água? Uma mosca zumbindo? Canto de pássaros? Música? Observe os sons. Há algum na sua cabeça, como um zumbido? Observe o quanto as coisas parecem próximas ou distantes. Os sons são altos? Baixos? Como você se sente quando os escuta de verdade? Respire fundo e expire lentamente ao terminar de analisar os sons ao seu redor.

Sono e autocuidado

Ter uma boa noite de sono tem tudo a ver com cuidar de si e do próprio bem-estar. Muitos de nós adquirimos maus hábitos em relação ao sono, como comer tarde, adormecer em frente à televisão ou tomar uma bebida alcoólica para ajudar a dormir. Na verdade, tudo isso prejudica o sono, em vez de estimular uma dose saudável dele. Decidir cuidar de si mesmo — e adotar um regime regular de autocuidado — pode melhorar o sono. Isso significa adquirir conhecimento sobre o que é melhor para você e tornar-se capaz de dar a si mesmo o que é necessário para um sono reparador.

Estabeleça hábitos de autocuidado

Maximizar o autocuidado, permitindo-se intervalos de dois minutos durante as horas de vigília, realmente ajudará a melhorar o seu sono à noite. Não se trata de cochilar constantemente, mas sim de aprender a fazer exercícios (tanto para a mente quanto para o corpo) que irão melhorar o seu sono.

Ao integrar à sua vida diária exercícios de autocuidado para melhorar o sono, você pode ganhar mais consciência de si mesmo, de como se sente e do que precisa. Você precisa se conhecer bem o suficiente para conseguir parar e se estimular sempre que estiver com dificuldades. Esta é a essência do autocuidado: perceber quando se está tenso, sobrecarregado, exausto, esgotado, nervoso, farto ou se autossabotando — e aprender a tirar alguns minutos para relaxar, se reorientar e fazer algo positivo para si mesmo. Ao mudar o humor, você toma medidas para mudar a situação.

Permita-se

O autocuidado não é um complemento de última hora. É algo essencial que precisa ser totalmente integrado como prática em nossa vida diária. O autocuidado precisa se tornar um hábito — como beber mais água ou escovar os dentes. Na verdade, adicionar pequenos atos de autocuidado à nossa rotina é uma ótima maneira de aprender a incluí-lo por alguns minutos a cada dia: alongar-se à mesa do trabalho ou deitar no chão para fazer exercícios pélvicos enquanto fala ao telefone com amigos, por exemplo. Você só precisa se permitir fazer isso. Não é perda de tempo; é essencial e melhora a vida.

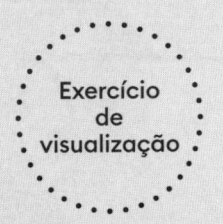

DÊ UM TEMPO

Sente-se ou deite-se confortavelmente por alguns minutos na cama, no sofá ou no chão. Feche os olhos. Visualize a si mesmo na posição ou no lugar mais relaxado que possa imaginar. Pode ser na areia de uma linda praia, em uma espreguiçadeira roxa, em uma cama maravilhosa ou em um gramado verde e fresco. Imagine o que está ao seu redor: o som das ondas batendo na praia ou o perfume e a música suave enquanto reclina na espreguiçadeira. Ou pense que está aconchegado sob um edredom macio na sua cama confortável ou ouvindo pássaros cantando e sentindo o sol no corpo ao se deitar na grama alta e perfumada cercada por flores silvestres. Imagine a cena e a si mesmo, sereno, no centro, estendido e relaxado. Depois de alguns minutos, abra os olhos e veja como se sente. Está mais relaxado?

ADOCE O MOMENTO

Este exercício de atenção plena ajudará você a desacelerar, relaxar, concentrar-se e ficar mais consciente. Se gosta de chocolate, pegue um quadrado e coloque na língua. Em vez de comê-lo rapidamente, deixe-o derreter devagar. Aproveite o tempo para provar todos os sabores, para experimentar a sensação na boca. Observe a textura à medida que o chocolate se dissolve. Se ele tiver ingredientes diferentes, como passas ou nozes, caramelo ou cristais de açúcar, observe as qualidades agridoces e as texturas dessas partes. Mastigue, se precisar, mas continue saboreando o chocolate até que derreta completamente.

Impulsionador de sono
de dois minutos

Uma pausa de dois minutos vai atualizar e reiniciar sua
mente e seu corpo e, portanto, a sua vida. Também ajudará
você a dormir melhor: pesquisas mostram que meditar
diariamente (e várias vezes ao dia) ajuda a reduzir a tensão
muscular, dores de cabeça, problemas digestivos e estresse.
Você aumentará a capacidade de enfrentar novas tarefas
ao oxigenar o sangue e o cérebro. Endorfinas, melatonina,
hormônios de crescimento e oxitocina — as substâncias
químicas do bem-estar liberadas quando respiramos
profundamente ou nos exercitamos — ajudarão você a se
sentir mais calmo e no controle. Assim, uma pausa mental
de dois minutos pode ajudar a enfrentar os próximos
desafios do dia.

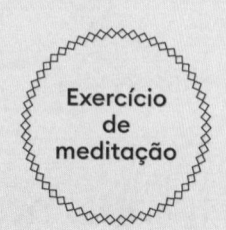

Exercício de meditação

SUBIR E DESCER

Isso pode ser feito sentado ou deitado (em uma poltrona, uma cadeira de encosto alto, um pufe, uma cadeira de escritório, um sofá, no banco traseiro de um carro, na grama, na praia, até no banheiro). Fique em uma posição confortável, desligue as notificações do celular e programe o timer para dois minutos. Feche os olhos e se concentre no meio da testa. Ao inspirar, pense em "subir", e, ao expirar, pense em "descer". Mantenha o foco na testa enquanto inspira e expira. Deixe de lado todos os sons que ouvir e relaxe a mandíbula enquanto respira. Solte os ombros e sinta os pés no chão. Continue o exercício e aprofunde a respiração à medida que avança. Quando o timer tocar, reserve alguns momentos antes de abrir os olhos e seguir em frente.

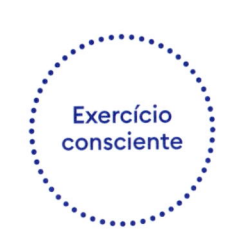

Exercício consciente

UMA PAUSA PARA O CHÁ CONSCIENTE

Faça uma pausa para tomar um chá, um café ou uma bebida quente. Decida realizar todo o exercício com atenção plena. Observe a água entrando na chaleira e o som da chaleira fervendo. Ou talvez você tenha água quente em uma máquina ou garrafa térmica no trabalho. Coloque o saquinho de chá ou o café na xícara, caneca ou outro recipiente. Ao despejar a água quente, observe o som que ela faz. Depois observe qualquer mudança no ambiente, o vapor, o cheiro. Se estiver fazendo chá, observe como o chá sai do saquinho, sua cor. Então, não importa como você tome seu chá ou café, com leite ou puro, com limão ou em um copo ou caneca, observe a cor do líquido antes de bebê-lo. Observe como ele muda de uma cor densa para um tom mais claro. Ao tomar um gole, concentre-se no gosto na língua. Demore-se em todo o processo por alguns minutos para aproveitar todos os seus sentidos enquanto prepara sua bebida favorita.

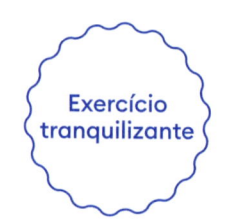

Exercício tranquilizante

ENCONTRE OS OBJETOS COLORIDOS

Faça uma pausa de dois minutos e olhe ao redor no escritório, em casa ou pela janela. Você consegue identificar dez objetos azuis? Observe-os e diga para si mesmo o nome de cada um. Em seguida, procure dez objetos amarelos. Novamente, diga para si mesmo o nome deles. Inspire e expire profundamente e prossiga com seu dia. Você pode repetir esse exercício com a cor que desejar sempre que precisar de uma pausa.

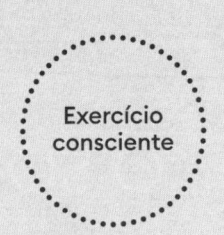

Exercício consciente

DESCASQUE UMA LARANJA LENTAMENTE

Pegue uma laranja e uma faca afiada. Corte um círculo no topo e na base da casca, em seguida marque a casca da laranja de cima para baixo cinco vezes, sem cortar o fruto. Deixe a faca de lado e descasque com as mãos cada seção da casca de cima para baixo — cada pedaço deve sair facilmente. Saboreie a sua laranja, apreciando o sabor e a textura.

CAPÍTULO DOIS

O SONO E O ESTILO DE VIDA

Estilos de vida sedentários e baseados em telas não contribuem para uma boa noite de sono. Quando as pessoas acordavam cedo e aravam os campos o dia todo ou caminhavam quilômetros para trabalhar e executavam tarefas fisicamente desafiadoras, era muito mais fácil conseguir um sono de qualidade. Agora passamos muito tempo sentados em carros, diante de mesas de trabalho, em sofás e confiamos cada vez mais na tecnologia para conduzir nossas vidas. Usamos máquinas para tarefas fisicamente exigentes, e isso só tende a aumentar com o tempo. Até mesmo afazeres como jardinagem, tarefas domésticas, cozinhar e limpar o carro começam a ser feitas por dispositivos e robôs, que deverão assumir cada vez mais tarefas físicas.

Fatores de estilo de vida

A qualidade do seu sono provavelmente reflete a maneira como você vive a vida. Embora a maioria de nós deseje oito horas de tranquilidade em uma cama confortável, muitos acabam tendo noites curtas, interrompidas e insatisfatórias. Sentir-se sempre cansado e com privação de sono tornou-se uma preocupação comum e um tema sempre em pauta. É interessante pensar que muito do que fazemos hoje pode estar interferindo em nossa capacidade de dormir e dormir o suficiente. Em outras palavras, isso pode ser um mal-estar autoimposto. Não se trata de apontar culpados, mas de salientar que todos podemos ter adquirido hábitos pouco saudáveis que estão restringindo nossa capacidade de ter uma boa noite de sono. Felizmente, há muitas informações e pesquisas disponíveis para orientar o que precisamos fazer para mudar esse ritmo e ajudar a nós mesmos.

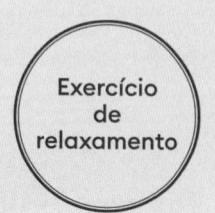

Exercício de relaxamento

POSTURA DA CRIANÇA

Afaste-se da sua mesa de trabalho ou pare o que estiver fazendo. Encontre um canto tranquilo, qualquer espaço reservado, e fique de joelhos. Sente-se sobre as pernas, incline-se para a frente e estique os braços ao longo do chão, com as mãos se tocando e a cabeça entre os braços. Alongue-se e, em seguida, descanse. Repita, lembrando-se de respirar. Sinta o alongamento nos braços, nas costas e nas nádegas. Alongue-se novamente e descanse. Sente-se devagar, gire os ombros para trás três vezes e veja como se sente.

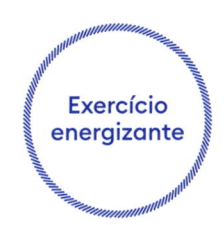

Exercício energizante

LARGADA RÁPIDA

Encontre uma mesa, bancada ou outro lugar em que você possa se segurar. Fique de frente para a superfície, com os pés afastados na largura dos quadris e a cerca de dois passos atrás da borda. Incline-se em direção à superfície e segure-a de maneira que seu corpo se dobre a partir da cintura com os braços totalmente estendidos. Ainda segurando a borda da superfície, agache, dobrando as pernas, e se coloque em posição de largada. Mantenha essa posição por alguns momentos. Estique lentamente as pernas e volte a ficar em pé. Certifique-se de se agachar bem e dobrar os joelhos, avançando devagar, sem distensões ou dores. Repita seis vezes. Levante-se e chacoalhe o corpo.

Fatores fisiológicos e comportamentais que afetam o sono

Muitas vezes sentimos que simplesmente não temos uma boa noite de sono. Estamos cada vez mais conscientes dos efeitos do estresse no trabalho, do uso de telas, da pressão, da criação de filhos, das viagens e dos prazos sobre o nosso bem-estar, mas, paradoxalmente, nosso estilo de vida frequentemente piora a qualidade do sono. Embora tenhamos mais consciência sobre nossa saúde e estejamos vivendo mais, ainda não temos consciência de como nossos hábitos, hormônios e estados psicológicos podem afetar o nosso sono.

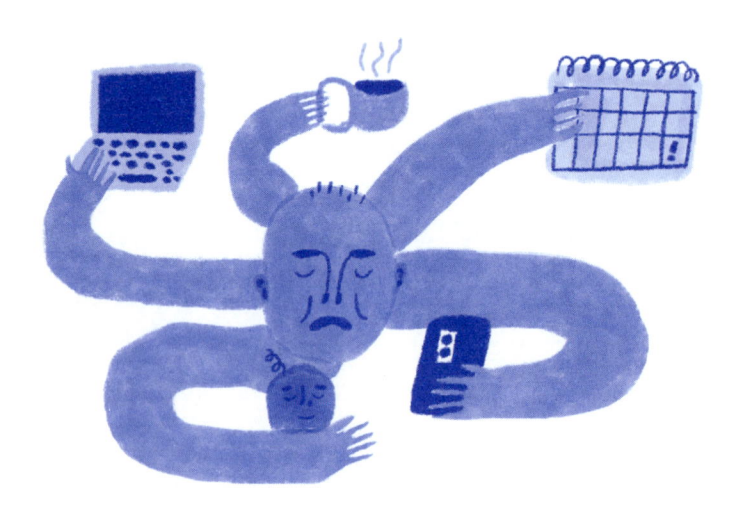

Trabalho

Trabalhar por muitas horas pode nos manter acordados porque não nos dá tempo de relaxar ao final do dia. Muitos de nós passam mais tempo trabalhando do que dormindo. A preocupação com o trabalho também pode nos manter acordados à noite, especialmente se levarmos tarefas para a cama, e se nossos quartos estiverem cheios de papéis e documentos ou equipamentos que emitem sons e luzes.

Falta de exercício

Passar grande parte do dia dirigindo, viajando e sentado atrás de uma mesa sem fazer exercícios aeróbicos ou cardiovasculares nos deixa mais lentos e menos capazes de relaxar durante o sono. No entanto, praticar exercícios muito perto da hora de dormir também pode nos manter acordados, pois inunda nossa corrente sanguínea com endorfinas que nos fazem sentir bem. A recomendação é que exercícios intensos sejam realizados antes das nove da noite, garantindo que tenhamos tempo para relaxar e ter uma boa noite de sono. Por outro lado, exercícios suaves — como alongamento, ioga e pilates — podem ajudar a induzir o sono.

Cafeína

Estamos acostumados a beber grandes volumes de chá e café com cafeína ao longo do dia. A cafeína também está presente em vários outros itens, como analgésicos, refrigerantes e até mesmo sorvetes. Trata-se de um estimulante poderoso e, se tomada depois das cinco da tarde, pode afetar o sono. Mesmo o café e o chá descafeinados não são totalmente isentos dela. Reduzir ou não consumir bebidas e outros produtos com cafeína depois das 16h30 (e especialmente evitá-la na última hora antes de dormir) deve melhorar o seu sono.

Comida

Trabalhar por turnos e passar longas horas em atividade muitas vezes faz com que a refeição principal do dia, que consiste em alimentos calóricos e gordurosos, seja consumida tarde da noite. Isso interfere no sono, pois sobrecarrega o sistema digestivo e pode ser um obstáculo para adormecer. Além disso, a indigestão e o refluxo gástrico podem nos obrigar a acordar no meio da noite para tomar antiácidos por conta do desconforto. Os especialistas recomendam evitar grandes refeições depois das oito da noite. Alguns alimentos, como cereais com leite ou uma bebida com leite quente, podem ajudar na hora de dormir, mas apenas em pequenas quantidades.

Álcool

O álcool interfere no sono, pois desidrata nosso corpo. Também é diurético, ou seja, beber álcool à noite provavelmente significará que você precisará se levantar para ir ao banheiro de madrugada. O álcool pode ajudar a adormecer, mas não quer dizer que você terá um sono reparador. Se você bebe demais, seus músculos relaxam, então você pode acabar roncando, o que pode ser muito perturbador para parceiros, filhos ou até mesmo vizinhos.

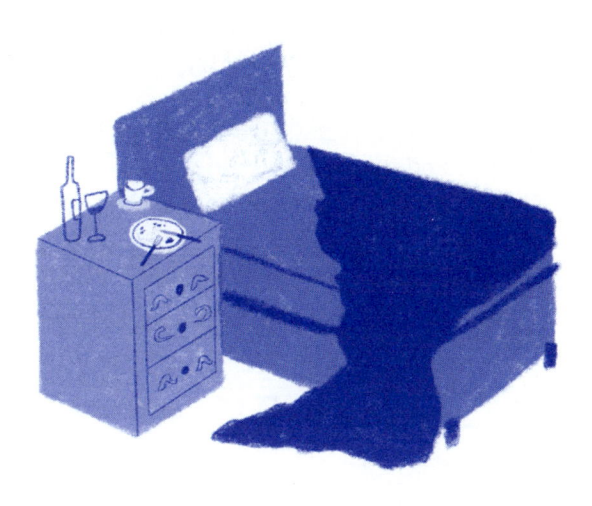

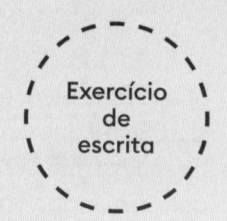

ESCOLHA UMA ATIVIDADE

Coloque uma folha de papel em branco horizontalmente em cima de uma mesa. Dobre o canto inferior esquerdo até a borda superior e passe o dedo ao longo da dobra diagonal do papel. Rasgue ou corte o excesso na margem direita, de cima para baixo. Você terá um pedaço de papel quadrado. Coloque o papel sobre a mesa e dobre os quatro cantos para se encontrarem no centro. Você terá um quadrado. Vire o papel. Dobre todos os quatro cantos novamente para se encontrarem no centro. Vire o papel. Dobre o papel ao meio na vertical e na horizontal, de modo que você tenha dois quadrados de cada lado com aberturas na parte inferior. Mantendo o papel plano, deslize o polegar e o indicador sob a aba do papel, primeiro com a mão direita. Em seguida, vá para o outro lado do quadrado e coloque o polegar e o indicador da mão esquerda sob as abas.

Coloque o polegar e os dedos juntos à sua frente. Você terá um objeto de papel que se abre para um lado e depois para o outro quando você move o polegar e os dedos para a frente e para trás. Com uma caneta, escreva uma palavra fora de cada aba quadrada: a palavra pode ser algo como "nadar", "dançar", "cochilar", "alongar-se".

Tire os dedos das abas, dobre o papel e escreva outra atividade em cada pequeno triângulo de papel dentro, como: "tomar um chá", "descansar", "sorrir", "respirar profundamente" ou "ouvir uma música".

Dobre novamente o papel como antes e coloque o polegar e os dedos dentro das abas. Mova o papel para a frente e para trás e pare, sem olhar. Veja quais são suas instruções para um intervalo de dois minutos de "escolha uma atividade". Divirta-se um pouco. Você também pode fazer isso com um parceiro, filho ou amigo. Escolha coisas legais de se fazer e jogue este jogo consigo mesmo quando sentir que precisa de uma pausa.

FATORES AMBIENTAIS QUE AFETAM O SONO

Muitas vezes, os quartos também funcionam como escritório, sala de jogos e informática, depósito ou parquinho infantil. Podem ficar cheios de roupas, roupa suja, animais de estimação, telas e outras bagunças diurnas. A maior parte das pesquisas sobre boa higiene do sono nos incentiva a fazer dos nossos quartos um santuário de relaxamento e paz. Precisamos eliminar a desordem, os lembretes de nossas movimentadas vidas profissionais, as luzes brilhantes, o ruído ambiental e as telas. Até mesmo a presença de animais de estimação e crianças precisa ser pensada com cuidado. Os benefícios de fazer ajustes no seu quarto pensando no sono podem melhorar infinitamente a qualidade e a quantidade do seu descanso.

Temperatura ambiente

Se o quarto estiver muito quente, isso pode afetar sua capacidade de dormir. Você provavelmente vai suar, o que pode levar à desidratação, e isso significa que você acordará com sede e, mais tarde, sentirá a necessidade de se levantar para ir ao banheiro.

Luz

Quando a luz chega aos olhos, ela envia um sinal para o cérebro, provocando a liberação da adenosina, um neuroquímico que nos ajuda a despertar e iniciar o dia. Se sua janela tiver cortinas finas ou o quarto for iluminado por luzes externas ou LEDS internos, seu sono poderá ser interrompido. Tente deixar o quarto de dormir o mais escuro possível para melhorar o sono.

Barulho

Mesmo quando você está dormindo, seu cérebro permanece alerta, tentando ouvir predadores e perigos (é assim que sobrevivemos). Se estiver em um ambiente barulhento ou houver poluição sonora de um vizinho com música alta, pés arrastando e saltos, ruídos de uma estrada, veículos, trens, uma geladeira barulhenta ou qualquer outro distúrbio, você ficará em alerta vermelho, incapaz de relaxar. Isso aumenta os níveis de cortisol e adrenalina na corrente sanguínea, deixando seu corpo no modo de lutar, fugir ou paralisar, em vez de ativar o modo de descanso, que induz ao sono.

Colchão

Assim como na história dos três ursos, um colchão precisa ser perfeito, nem muito duro nem muito macio. Um colchão excessivamente firme pode interferir no sono, especialmente se você tiver problemas na coluna ou nas articulações. Já um colchão muito mole não lhe dará o suporte adequado e pode, na verdade, criar ou piorar problemas nas costas.

Além disso, a espuma viscoelástica, altamente popular e bastante cara, pode ficar quente demais, interferindo na temperatura do corpo e causando superaquecimento. A melhor solução provavelmente consiste em uma mistura de molas, camadas finas de espuma viscoelástica e outros materiais à base de algodão para manter o colchão fresco e afastar a umidade durante a noite. Por uma questão de saúde, é recomendado trocar o colchão a cada oito anos. Além disso, é importante limpar ou até mesmo substituir o colchão regularmente, pois os ácaros que nele habitam podem causar rinite, asma, espirros e obstrução dos seios da face, efeitos que podem nos manter acordados à noite.

Telas

Embora assistir TV na cama possa parecer um luxo, uma tela grande e tremeluzente também pode interferir no sono. Mesmo com a variedade de dispositivos disponíveis — tablets, celulares, laptops —, a luz azul das telas interfere na capacidade do nosso cérebro de desligar e se acalmar. Ela bloqueia a melatonina, hormônio indutor do sono, e mantém nossas ondas cerebrais agitadas, o que nos mantém acordados quando queremos muito dormir. O Conselho Nacional do Sono do Reino Unido sugere que as telas sejam desligadas e a luz azul seja bloqueada duas a três horas antes da hora de dormir.

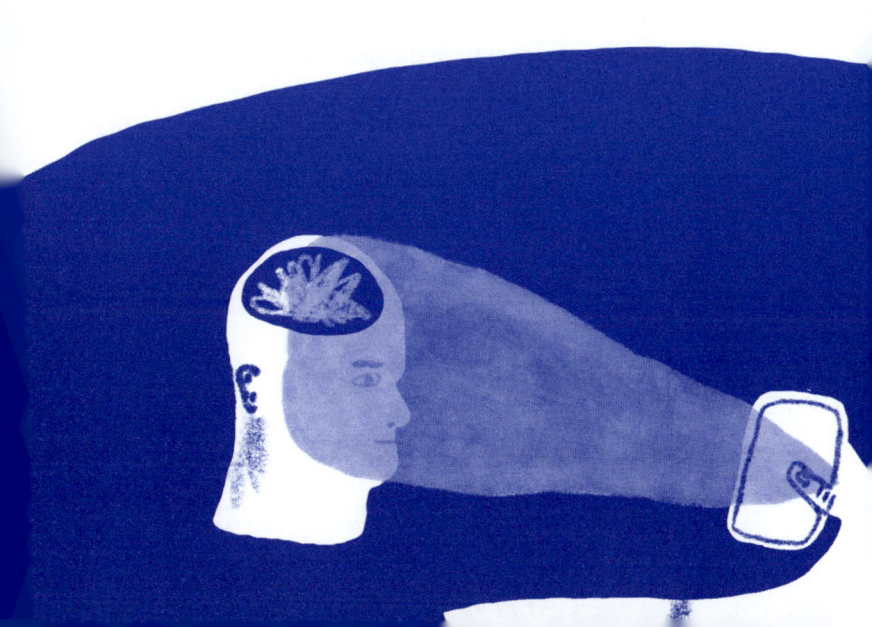

Animais de estimação na cama

Para algumas pessoas, ter o gato, o cachorro, o porco, a cobra ou a lhama de estimação enrolado na cama do tutor é uma receita para uma noite boa e aconchegante. No entanto, existem pessoas para quem isso pode ser um pavor. Pelos de animais de estimação podem causar alergias (e, consequentemente, espirros); o cheiro de animais, especialmente de cães, pode ser incômodo; e o movimento do animal pode interromper o sono. Se você decidir ter um pet com você, certifique-se de que seu parceiro de cama também está de acordo. Mesmo que você adore a companhia do seu bichinho, ele pode estar interferindo no seu sono (e no do seu parceiro), fator importante que precisa ser considerado se quiser dormir melhor.

Filhos na cama

Esse pode ser um ponto de discórdia entre os casais. Muitos pais optam por ter os filhos na cama (prática conhecida como cama compartilhada) desde a primeira infância, acreditando que isso pode significar uma noite de sono melhor para toda a família, principalmente quando um ou ambos os pais não precisam se levantar várias vezes durante a noite. Porém, trata-se de uma escolha muito pessoal. Existem diretrizes para a cama compartilhada com bebês, pois eles precisam dormir de costas e em uma temperatura relativamente baixa para se manterem seguros. Uma cama grande e quente pode ser prejudicial à saúde deles. Também é fundamental garantir que os filhos estejam protegidos contra riscos de esmagamento e sufocamento causados por corpos, roupas de cama ou mesmo por animais de estimação. (Ver O sono e os filhos, página 150.)

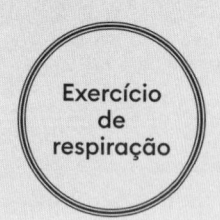

Exercício de respiração

EXERCÍCIO DE RESPIRAÇÃO COM O DIAFRAGMA

Este exercício ajuda a relaxar e deixa você mais consciente do próprio corpo durante a respiração. Pode ser um bom hábito para antes de dormir e, se praticado logo pela manhã, ajuda a trazer tranquilidade. Sente-se com as costas apoiadas na parede e as pernas cruzadas ou em uma cadeira de encosto alto. Coloque uma mão sobre o peito e a outra no plexo solar (logo abaixo do peito). Respire lenta e profundamente pelo nariz, mantendo a mão no peito. Deixe sua mão subir ao inspirar e baixar ao expirar. Depois de três respirações, contraia os lábios e continue respirando, sentindo a barriga subir e descer. Observe as mudanças em seu corpo enquanto respira. Relaxe.

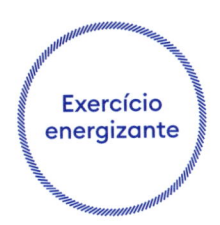

ABRACE A SI MESMO

Encontre um espaço tranquilo e fique em pé, com os pés afastados na largura dos quadris. Estique os braços para o lado, mantendo a cabeça ereta. Passe os braços ao redor do corpo, com a mão direita sob a axila esquerda e o braço esquerdo sob a axila direita. Dê um abraço em si mesmo, apertando e soltando. Aperte novamente. Levante os braços para o lado e repita o movimento, começando com o braço esquerdo. Faça isso três vezes.

Acupressão para dormir

A acupressão estimula os mecanismos internos de cura do corpo e tem sido usada na medicina tradicional chinesa há mais de 3 mil anos. Praticantes da medicina chinesa, incluindo acupunturistas, acupressuristas, terapeutas de shiatsu e reflexologistas, oferecem tratamentos que auxiliam nos distúrbios do sono, mas também existem exercícios que você pode fazer em casa, aplicando pressão em pontos específicos do corpo para ajudar no relaxamento e promover um sono mais tranquilo.

1. Com o dedo indicador direito, sinta a pequena cavidade na base interna do pulso esquerdo, abaixo do dedo mínimo. Pressione suavemente o dedo indicador na cavidade e massageie por um ou dois minutos.

2. Na parte interna da perna, conte a largura de quatro dedos desde o osso do tornozelo. Esse é o ponto de intersecção dos três yin. Aplique uma pressão profunda no maior osso da perna e massageie em movimentos circulares por alguns segundos.

3. Deite-se de costas e dobre os joelhos. Segure um pé com a mão oposta e sinta a depressão no meio da parte inferior do pé com o dedo indicador — esse é o ponto da mola borbulhante. Aplique pressão firme e massageie o ponto, usando movimentos circulares para cima e para baixo. Repita no outro pé.

4. Vire as palmas das mãos para cima. Com a mão direita, conte três dedos a partir da dobra do pulso esquerdo. Com o dedo indicador direito, aplique uma pressão constante na fronteira interna entre os dois tendões. Em seguida, aplique um movimento circular para cima e para baixo por quatro a cinco segundos. Repita no outro pulso.

5. Coloque as duas mãos entrelaçadas atrás da cabeça. Procure o osso mastoide atrás das orelhas e siga com os dedos o sulco até onde os músculos do pescoço se fixam ao crânio. Use os polegares para aplicar uma pressão profunda e firme no crânio, usando movimentos circulares para cima e para baixo. Mantenha a pressão por quatro ou cinco segundos enquanto respira profundamente. Esse exercício é conhecido como "piscina de vento" e pode ajudar a reduzir o estresse, acalmar a mente e aliviar sintomas respiratórios.

O FATOR HUMANO

Hábitos na hora de dormir

Algumas pessoas podem ter hábitos estranhos na cama, e é possível que seu parceiro tenha hábitos que irritam você — como monopolizar o cobertor, bater nos travesseiros ou algo semelhante. Um hábito irritante bastante comum é verificar constantemente o celular e outros dispositivos, mesmo durante a noite. Outro é roncar. Os casais precisam discutir essas questões de maneira aberta, a fim de acomodar as tendências específicas um do outro na hora de dormir (ou, pelo menos, para tolerá-las e compreendê-las). Ficar acordado se ressentindo nunca é bom para um sono tranquilo.

Posições para dormir

Quando estamos em um novo relacionamento, pode ser maravilhoso ficarmos abraçados na cama. Deitar de conchinha (os dois de lado, voltados para a mesma direção, um corpo aconchegado ao outro) é comum. No entanto, com o tempo, a familiaridade e a idade, ou até mesmo quando alguém está doente ou gestante, a tendência é começar a se separar e dormir de acordo com seu próprio estilo. Algumas pessoas gostam de ficar espalhadas na cama ou com braços e pernas para fora da coberta, enquanto outras se enrolam em posição fetal. Às vezes, o cobertor se torna um verdadeiro cabo de guerra. A espessura da roupa de cama (seja de inverno ou de verão) também pode se tornar um ponto de discórdia para quem compartilha a cama: alguns preferem cobertas mais pesadas, enquanto outros optam por algo mais leve. Levando tudo isso em consideração, conversar e chegar a um compromisso é a melhor solução.

Ansiedade, estresse e insônia

Nada nos mantém mais acordados do que nos sentirmos ansiosos à noite. Talvez você tenha a sensação de que não consegue desligar a mente, ou talvez se sinta sobrecarregado com tantas preocupações e não consiga dormir. No meio da noite, tudo pode parecer muito mais intenso. Muitas vezes, quando as coisas estão tranquilas e há poucas distrações, podemos nos sentir sozinhos, e nossas preocupações parecem enormes. Sentir-se ansioso é bastante normal e, convenhamos, há muito com o que se preocupar na vida moderna. A insônia também pode ser causada por uma série de fatores, incluindo doenças físicas, deficiências, alterações hormonais, genética e até mesmo a atração magnética da Lua.

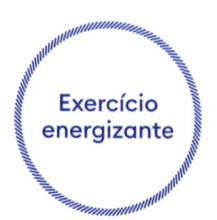

Exercício
energizante

LIMPEZA CONSCIENTE

Fazer uma tarefa doméstica com atenção pode proporcionar uma pausa mental muito necessária. Se você tiver algo para lavar, reserve um tempo para encher a bacia ou pia com água quente e detergente, e preste atenção em como limpa cada objeto. Manuseie cada item com atenção e limpe ou esfregue com escova ou esponja, aproveitando a sensação da água quente e o cheiro da espuma. Observe como tudo fica limpo e aproveite a sensação de deixar algo impecável. Depois, enxágue os itens, observando as cores, o brilho das superfícies e as bolhas. Coloque-os para escorrer e continue fazendo outras tarefas de limpeza de maneira consciente.

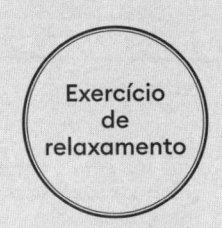

ALONGUE, SOLTE E ROLE

Este é um bom exercício para se fazer na hora de dormir ou pela manhã, ao acordar. Fique de pé com as pernas afastadas na largura do quadril, formando a letra A. Levante os braços acima da cabeça em um alongamento suave e, em seguida, deixe-os cair à frente do corpo enquanto se curva. Deixe as mãos descerem o máximo possível, até tocarem o chão. Mantenha-se parado por alguns segundos, com os joelhos levemente flexionados. Levante-se suavemente, subindo a coluna vértebra por vértebra, até ficar reto novamente. Faça uma pausa e repita o exercício três vezes. Relaxe.

CAPÍTULO TRÊS

O SONO E AS TELAS

Há cinquenta anos, as únicas telas a que as pessoas assistiam costumavam ser uma televisão pequena no canto da sala de estar ou uma tela enorme no cinema. Agora, estamos acostumados a usar e ver telas desde o minuto em que acordamos até o final do dia (e mesmo durante a noite). Estamos cercados por telas o tempo todo — elas estão por toda parte e presas às nossas mãos 24 horas por dia, sete dias por semana.

As telas invadiram nossas vidas e agora somos todos *screenagers*, com nossos celulares, laptops, tablets, smartwatches, temporizadores, televisões e smartphones. Não são apenas os bebês e as crianças pequenas que estão imersos nesse mundo de telas, também há muita gente de cabelos grisalhos nessa onda. Ao longo de cada dia, sem perceber, passamos de uma tela para outra, muitas vezes usando várias ao mesmo tempo.

No fim do dia

Nos últimos vinte anos, pesquisadores perceberam e passaram a se preocupar com o quanto a devoção às telas está afetando nossos cérebros. Isso é particularmente importante quando queremos cair no sono, dormir e acordar revigorados após uma noite de sono tranquilo. O tempo médio que levamos para adormecer é de cerca de dez a vinte minutos, embora possa demorar mais se tivermos consumido muita cafeína ou álcool, comido muito tarde, se estivermos estressados ou se tivermos usado telas até o momento de ir para a cama.

Pesquisas indicam que a maioria das pessoas vai para a cama entre as dez e as onze da noite, enquanto 20% só se deitam após a meia-noite. Se você precisa acordar às seis ou sete horas da manhã e leva mais tempo para adormecer, não conseguirá obter nem mesmo as tão necessárias oito horas de sono reparador.

Luz azul

Ir para a cama é uma coisa, cair em um sono profundo e tranquilo é outra completamente diferente. Um dos maiores vilões que interferem em nosso sono atualmente é a luz azul das telas. Todos nós temos um relógio biológico interno, um ritmo circadiano, que é o que nos faz acordar e rege o estado de alerta durante o dia. Embora cada um de nós seja único, existe um padrão circadiano bastante comum entre os seres humanos: a luz nos desperta, e a escuridão nos induz ao sono.

Vontade de dormir

Nossa vontade de dormir aumenta conforme o dia avança, acompanhando o ritmo circadiano, que determina a temperatura corporal e os estados neurológicos e hormonais. À medida que avançamos para a noite, ficamos mais sonolentos, o que é chamado de inércia do sono. Essa é a maneira que a natureza tem de nos induzir a querer dormir à noite.

A luz azul das telas interfere nesse processo. Quando olhamos para nossas telas até a hora de dormir e durante a noite, nosso cérebro é despertado do estado de sonolência. A luz azul atrasa o nosso relógio biológico interno, suprimindo a liberação de melatonina, o hormônio que induz ao sono, e aumentando a adenosina, que nos mantém acordados. Quando finalmente deitamos no travesseiro, podemos nos sentir inquietos, irritados, despertos e incapazes de relaxar, pois, em vez de desacelerar, as ondas cerebrais mantêm a vibração em alta velocidade.

Efeitos colaterais diurnos

Nossas retinas possuem células sensoriais especializadas que informam ao cérebro se é noite ou dia. A luz azul dos dispositivos pode enviar mensagens confusas e causar distúrbios nos padrões de sono. Com isso, nos sentimos cansados no meio da manhã e com sono durante o dia, quando o ideal seria estarmos mais alertas e capazes de trabalhar e funcionar. Isso gera sérios problemas em relação à segurança, por exemplo, ao dirigir, cuidar de crianças e operar máquinas no trabalho.

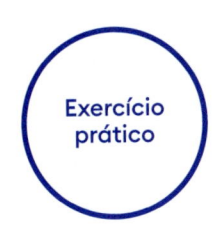

Exercício
prático

MOLDE UMA FORMA

Tente fazer este exercício se estiver se sentindo ansioso. Pegue um pouco de massa de modelar, argila polimérica ou algo semelhante. Separe um pedaço do tamanho de uma ameixa ou amasse vários pedacinhos para formar uma bola. Amoleça a substância, aquecendo-a e movimentando-a nas palmas das mãos. Coloque a bola sobre uma escrivaninha, mesa ou segure-a nas mãos e veja o que consegue fazer. Um boneco de neve ou um gato? Um vaso ou bule? Uma cobra ou uma salsicha? Permita-se brincar e divirta-se moldando algo com qualquer acessório que tiver por perto, como um lápis para fazer o buraco dos olhos ou um clipe de papel para fazer um chapéu. Pare alguns segundos e admire seu trabalho.

Higiene do sono

Algumas pesquisas psiquiátricas demonstraram que distúrbios do sono causados pelo uso de telas podem estar relacionados ao aparecimento de depressão e transtorno bipolar. Especialistas consideram esses maus hábitos como atitudes de má higiene do sono e nos incentivam a pensar sobre a forma como utilizamos as telas durante o período que antecede a hora de dormir, assim como seu uso na cama.

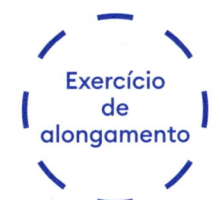

Exercício de alongamento

ALONGAMENTO DE JOELHOS

Ajoelhe-se no chão em frente a um sofá, uma cadeira, uma mesa ou algo em que possa se segurar. Você pode precisar de uma almofada sob os joelhos. (Você também pode enrolar um blusão ou usar um casaco para amortecer.) Sente-se sob as pernas e, em seguida, incline-se para a frente, formando um ângulo de 90° com as pernas e alongando a coluna. Descanse os antebraços, com as palmas para baixo, na superfície da cadeira ou do sofá, ou ao longo da mesa. Deixe a cabeça cair ligeiramente entre os braços. Mantenha esse alongamento e conte até trinta. Em seguida, sente-se novamente sobre as pernas e deixe os braços soltos ao lado do corpo. Volte ao alongamento ajoelhado, repita e depois se ajoelhe com a coluna ereta. Faça isso pela terceira vez. Sente-se sobre os calcanhares e relaxe.

Problemas de saúde

Os problemas de saúde associados ao uso excessivo da luz azul das telas incluem câncer de mama e de próstata. Isso parece ser resultado da perturbação do nosso ritmo circadiano. A luz azul também aumenta os danos à retina e pode provocar degeneração macular precoce e cegueira, condições normalmente associadas à terceira idade. Nossos olhos são muito sensíveis à luz, obviamente, pois os fotorreceptores visuais — os bastonetes (que proporcionam visão noturna) e os cones (que detectam luz e cores brilhantes) — são necessários para regular nossas respostas circadianas.

Em termos de psicologia evolutiva, nosso corpo evoluiu ao longo de milênios para detectar mudanças na luz, pois isso é importante para ajustar o relógio biológico. Estando acordados com a presença da luz, podíamos caçar em busca de alimentos e afastar predadores. Toda essa luz azul que utilizamos está começando a alterar nossos relógios biológicos, e ninguém sabe ainda qual será o resultado evolutivo disso. No entanto, a luz pode ser bastante viciante, pois nos sentimos "animados" em vez de sonolentos, o que nos incentiva a prolongar os dias por mais tempo do que o corpo e o cérebro podem realmente suportar.

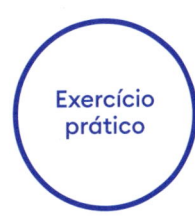
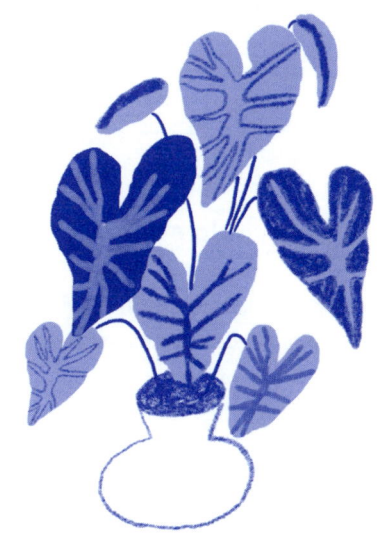

CUIDE DE UMA PLANTA

Adote uma planta em casa ou no escritório. Concentre-se em nutri-la por um momento: procure e remova todas as folhas escuras ou murchas. Sinta o solo — precisa ser regado? A planta foi adubada recentemente? Caso contrário, adicione um pouco de fertilizante à água. Vire a planta para que ela receba luz por outro ângulo. Se tiver um spray de água, borrife um pouco sobre as folhas. Você pode repetir esse exercício com uma ou duas plantas em casa ou no escritório sempre que precisar de uma pausa. Alguns minutos para cuidar, podar, limpar e regar podem proporcionar uma boa pausa mental e, ao mesmo tempo, melhorar o ambiente. Como consomem dióxido de carbono, as plantas são amigas inanimadas e saudáveis.

Autocuidado e telas

Existem algumas etapas simples que você pode seguir para proteger seus olhos e os de sua família da luz azul da tela:

Óculos especiais: óculos de proteção com filtro de luz azul podem ser adquiridos em óticas ou online.

Filtros de tela: existem filtros de tela disponíveis em todos os tamanhos para monitores ou telas de laptops.

Bloqueadores de luz vermelha/luz azul: a maioria dos novos smartphones, laptops e dispositivos eletrônicos agora vem com um bloqueador de luz azul ou um filtro de luz vermelha integrado. Você pode ativar essa funcionalidade e alterá-la conforme preferir, acessando as configurações. Você também pode baixar aplicativos especializados na filtragem de luz azul (encontre um que seja apropriado para o seu dispositivo e sistema operacional).

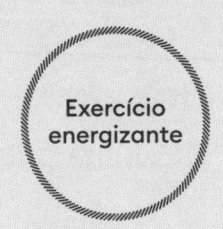

Exercício
energizante

BOCEJE PARA ACORDAR

Encontre um espaço tranquilo e sente-se ou fique de pé confortavelmente. Abra bem a boca, estique-a bem e veja se consegue provocar um bocejo. Mexa a mandíbula para iniciar o bocejo e deixe-o fluir. Ao bocejar, você oxigena o sangue e relaxa a tensão muscular. Respire, abra a boca, alargue e mexa a mandíbula, e deixe o bocejo vir. Isso pode fazer lágrimas rolarem pelo seu rosto. Aproveite a sensação. Pare, alongue--se e volte para onde estava antes, sentindo-se revigorado.

Dez dicas para a higiene do sono de telas

1. Faça pausas regulares de dois minutos durante o dia para alongar, caminhar, relaxar e descansar os olhos longe das telas.

2. Se você trabalha em uma mesa, levante-se e caminhe um pouco a cada 45 ou 60 minutos. Alongue-se, converse com alguém, prepare uma bebida ou dê uma volta.

3. Pare de trabalhar diante de telas por pelo menos uma ou duas horas antes de dormir — telas e sono não combinam.

4. Certifique-se de que sua estação de trabalho esteja adequada aos seus olhos em termos de altura, distância da tela e nível em relação aos olhos, e cuide para ter a iluminação de fundo correta para não forçar a vista.

5. Deixe os dispositivos eletrônicos fora do quarto ou desligue-os antes de ir para a cama, inclusive cobrindo todas as luzes LED.

6. Não deixe laptops ou desktops no quarto.

7. Instale um aplicativo de luz vermelha no computador e no celular para que, se precisar trabalhar até tarde, a cor da tela fique quente e esmaecida. Isso deve ajudar você a dormir, mesmo que precise trabalhar de madrugada ou usar dispositivos antes de dormir (mas não é desculpa para trabalhar até a hora de dormir).

8. Olhe para cima ou para longe da tela regularmente para permitir que os olhos se acomodem ao horizonte distante (o aumento da miopia atingiu níveis epidêmicos porque olhamos para objetos próximos o tempo todo). Olhar para um horizonte distante permite que suas pupilas abram e fechem e mantém seus olhos saudáveis.

9. Peça a quem compartilha a cama e o quarto com você que desligue as telas e os sons para não perturbar seu sono.

10. Se não puder evitar telas ou luzes LED em sua área de dormir, use uma máscara para os olhos para bloquear a luz e protetores de ouvido se for muito sensível a ruídos.

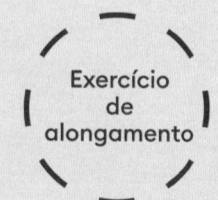

Exercício
de
alongamento

ALONGAMENTO SUAVE
DO PESCOÇO

Afaste-se alguns minutos de sua mesa, pare o que estiver fazendo e encontre um lugar reservado para sentar-se confortavelmente. Passe a mão direita por cima da cabeça, até a orelha esquerda. Abaixe suavemente a orelha direita em direção ao ombro direito. Mantenha essa posição por cinco inspirações e expirações lentas. Solte-se e endireite-se. Passe a mão esquerda por cima da cabeça, até a orelha direita. Abaixe a orelha esquerda em direção ao ombro esquerdo. Mantenha essa posição por cinco inspirações e expirações. Repita o exercício e, em seguida, sente-se ereto e relaxe.

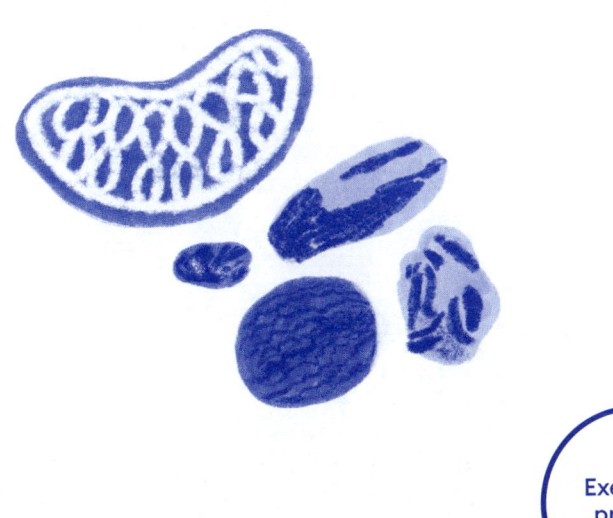

LANCHE CONSCIENTE

É fácil beliscar castanhas, chocolate, biscoitos e salgadinhos durante o trabalho. Tente limitar esses lanches a intervalos de dois minutos. Lave as mãos, pegue uma uva-passa, uma castanha, um punhado de frutas secas, uma porção de fruta fresca, como gomos de tangerina ou uma banana, e coma devagar. Experimente colocar apenas uma uva-passa, um gomo de tangerina ou um pedaço de banana na língua. Feche a boca e deixe o alimento aquecer. Sugue e coma o mais lenta e conscientemente possível. Aprecie o sabor, a suculência, a sensação da fruta ao inchar ou dissolver, e simplesmente se delicie com uma mastigação bem lenta. Só engula depois de realmente ter sentido todos os sabores e experimentado as mudanças na textura e na forma do alimento.

CAPÍTULO QUATRO

INSÔNIA

"*Não consigo dormir!*" *Muitos não conseguem dormir à noite, olhando para o teto, mexendo e remexendo na cama, tentando ficar confortáveis para adormecer. Pode ser exaustivo e solitário tentar comandar o sono enquanto nos sentimos despertos e inquietos no escuro. Pesquisas descobriram que entre 40% e 50% das pessoas sofrem com problemas de sono, e mais de um terço tem insônia. Além disso, uma parcela enorme, 67%, tem o sono interrompido, com 22% tendo dificuldades para adormecer todas as noites. Os países com maior privação de sono são Singapura, Japão e Brasil, e os melhores lugares para dormir são Holanda, Nova Zelândia e França. Os americanos dormem hoje uma hora a menos por noite do que em 1942, com uma média de 6,8 horas.*

As causas da insônia

Na vida moderna, quase nos acostumamos com o fato de que nosso sono é interrompido e curto (geralmente menos de oito horas) por causa da vida acelerada e centrada em telas. Ansiamos por um sono profundo e restaurador, por acordarmos revigorados e prontos para as atividades que nos aguardam, mas, em vez disso, acabamos nos sentindo cansados o dia todo. Na verdade, a insônia geralmente é o resultado de um problema subjacente ou de um conjunto de problemas. Portanto, se você pretende melhorar seu sono, precisará identificar exatamente o que está causando suas noites insones. Pode, claro, ser uma combinação de fatores, mas é útil compreender o seu próprio coquetel de falta de sono para que você possa começar a fazer algo a respeito.

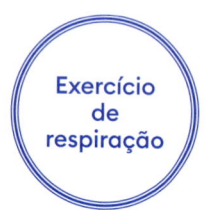

Exercício de respiração

EXERCÍCIO DE
RESPIRAÇÃO LONGA

Em um lugar calmo, sente-se em uma cadeira confortável ou na cama. Inspire longa e profundamente e expire completamente, sentindo o que acontece em seu corpo enquanto faz isso. Inspire e expire três vezes dessa maneira. Em seguida, inspire e expire lentamente, de modo que a expiração dure o dobro do tempo da inspiração. Faça isso duas vezes. Pare e veja como se sente.

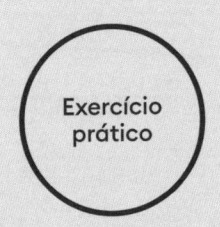

Exercício prático

COMA FORA

Experimente fazer o exercício na hora do almoço, depois do trabalho ou simplesmente quando precisar de uma pausa. Pegue um lanche gostoso para comer e procure um banco. Olhe ao redor e coma devagar. Tome a decisão de não conferir o celular e concentre-se no sabor e na textura do que está comendo. Observe o céu, as nuvens, as árvores e o sabor das coisas ao ar livre. Mastigue cada pedacinho enquanto percebe o ar em sua pele, a iluminação e o ambiente. Quando terminar, simplesmente passe alguns minutos sentado.

TIPOS DE INSÔNIA

Insônia aguda

Geralmente um breve episódio de não dormir devido a um acontecimento na vida, como estresse, perda de emprego, divórcio, acidente, más notícias ou lidar com uma situação difícil.

Insônia crônica

Um padrão persistente de não dormir que dura pelo menos três noites por semana, por mais de três meses. Isso pode ser causado por trauma, especialmente TEPT (transtorno de estresse pós-traumático) ou estresse. Pode incluir dificuldade em adormecer e em permanecer dormindo.

Insônia comórbida

Ligada a problemas psiquiátricos e psicológicos, como ansiedade e depressão. Também pode estar associada a condições físicas, como artrite dolorosa, dor nas costas ou alguma doença crônica.

Insônia de início

Descreve a dificuldade em adormecer no início do horário de dormir. Pode ter muitas causas, mas uma delas pode ser o uso excessivo de tecnologia e de telas com luz azul (ver O sono e as telas, na página 58). Também pode estar relacionada a ansiedade, estresse, traumas e problemas dolorosos da infância.

Insônia de manutenção

Descreve acordar durante a noite depois de adormecer e ter dificuldade para voltar a dormir. Pode ocorrer devido ao estresse e à ansiedade, mas também a alterações hormonais (como a menopausa), envelhecimento, uso de álcool ou drogas.

Insônia pós-natal

Padrões de sono interrompidos resultantes de ser acordado por um bebê chorando para mamar ou com cólicas e/ou alterações hormonais pós-parto. Também pode ocorrer devido à depressão pós-parto, exaustão, tensão ou estresse de lidar com as demandas do início da vida como mãe ou pai.

INCLINAÇÃO PARA A FRENTE SENTADO

Experimente isto em casa ou em um local reservado onde haja espaço disponível. Sente-se com os joelhos dobrados à sua frente, contraia a barriga para alongar a coluna e pressione os ossos do quadril no chão. Dobre o corpo sobre as pernas, estendendo os braços à sua frente. Encoste o queixo no peito e se incline mais, segurando os pés (se possível) com as mãos ou apoiando-se nas pernas. Mantenha a postura por alguns minutos e depois relaxe. Em seguida, deite-se no chão e observe as sensações do seu corpo.

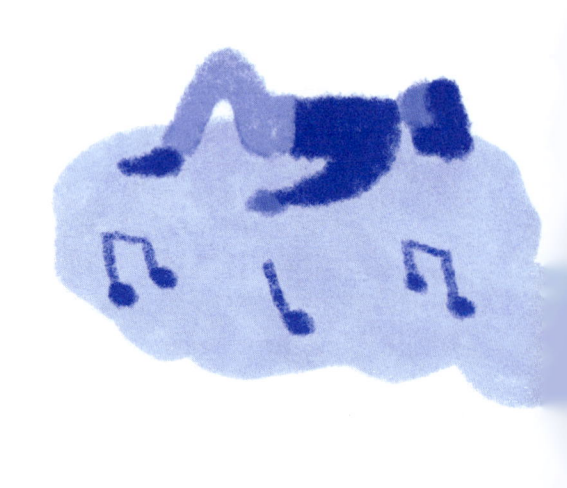

Exercício de relaxamento

OUÇA UMA MÚSICA LENTA

Fique confortável no sofá, na cama, no chão ou ao ar livre. Coloque uma música lenta, suave, instrumental ou não. Estique o corpo deitado de costas e apenas ouça. Aproveite os sons e deixe a música preencher sua mente e corpo. Deixe as ondas sonoras tomarem conta de você. Simplesmente aprecie a melodia, as vozes, os instrumentos e os tons musicais.

Exercício de respiração

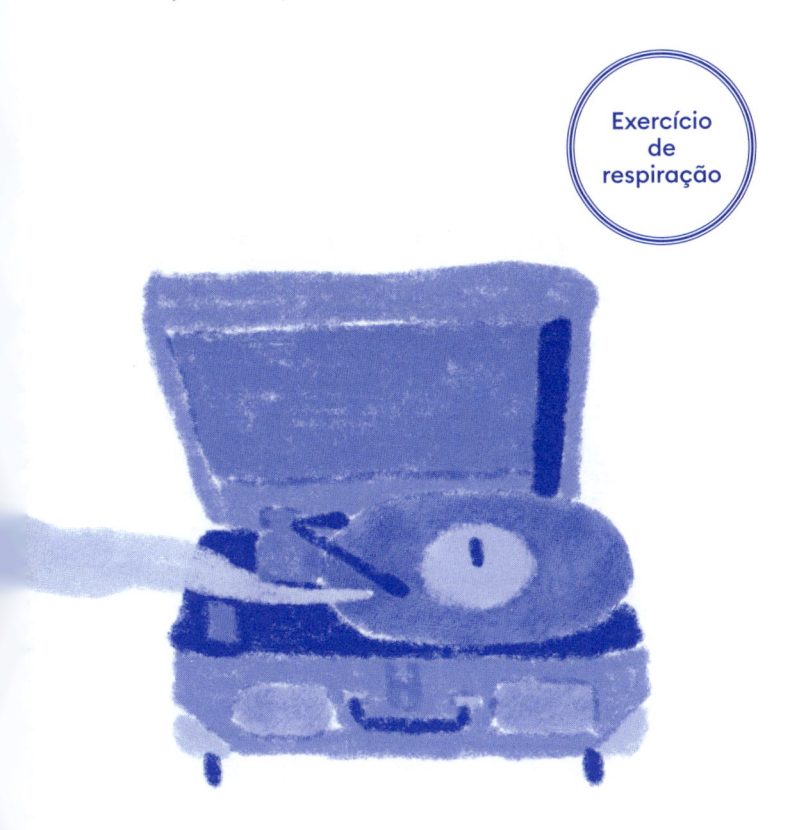

Sete inimigos mortais de uma boa noite de sono

Embora alguns sortudos caiam na cama e adormeçam no minuto em que encostam a cabeça no travesseiro, a história é diferente para cerca de 60% de nós. Podemos chegar à noite com uma sensação de mau presságio— exaustos, mas incapazes de dormir. Podemos até nos sentir cansados e tensos demais para começar a relaxar e acabamos nos mantendo acordados assistindo TV ou navegando em nossos celulares e laptops compulsivamente. Ou talvez tentemos relaxar jogando videogame ou bebendo, só para descobrir que o sono nos escapa até o amanhecer. O primeiro passo para dormir o suficiente é entender o que atrapalha o sono.

1. Estresse

Reúna os suspeitos de sempre aqui. A vida nos lança desafios o tempo todo: más notícias, ameaça de demissão, preocupações no relacionamento, problemas com os filhos, doenças, problemas financeiros, divórcio, separação e rompimentos, vizinhos difíceis, problemas de trabalho, discussões com amigos, raiva no trânsito, viagens atrasadas, reprovações em exames, entrevistas de emprego desafiadoras, até mesmo pandemias. Essas coisas podem causar estresse, e, com cortisol e adrenalina demais em nossa corrente sanguínea, ficamos tensos quando estamos deitados na cama tentando resolver problemas no meio da noite. (As coisas sempre parecem piores no escuro, quando não podemos fazer muito a respeito delas.)

2. Distúrbios do sono

Exemplos de distúrbios do sono incluem pernas inquietas, coceira nas pernas e parassonias, como terrores noturnos, pesadelos, sonambulismo, fala durante o sono e apneia do sono (ronco). Isso pode atrapalhar o sono ou até mesmo levar a situações perigosas — como sair de casa dormindo.

3. Condições físicas

Doenças e dores podem causar insônia, especialmente se você sofre de doenças crônicas de longa duração, como artrite, hipertensão ou doença de Parkinson. Pode-se enfrentar problemas de sono devido a alterações hormonais, por exemplo, durante a menopausa, em que a queda dos níveis de estrogênio e progesterona causa suores noturnos. A gravidez pode manter as mulheres acordadas, pois pode ser difícil se sentir confortável, e muitas grávidas têm indigestão. Além disso, o sono parece se tornar mais raro com a idade, de modo que homens e mulheres podem não conseguir dormir quando mais velhos.

4. Problemas de saúde mental

Ter uma condição como depressão, ansiedade ou TDAH (transtorno do déficit de atenção e hiperatividade) pode levar à falta de sono. Ruminar sobre assuntos no meio da noite ou ter pensamentos obsessivos ou ideias repetitivas, como acontece com o TOC (transtorno obsessivo-compulsivo), pode ser exaustivo e dificultar o relaxamento que permite adormecer ou dormir bem.

5. Medicamentos

Às vezes, medicamentos administrados para a depressão podem causar perda de sono. As pessoas podem ter reações adversas a antidepressivos (existem muitos tipos) e medicamentos vendidos sem receita que muitas vezes contêm cafeína e podem afetar os padrões de sono. Tentar abandonar o uso prolongado de antidepressivos provoca mudanças neurológicas, o que também pode afetar o sono à medida que o paciente se adapta à vida sem eles. Algumas pessoas se automedicam com drogas ilegais, o que não é aconselhável para quem quer ter uma boa noite de sono.

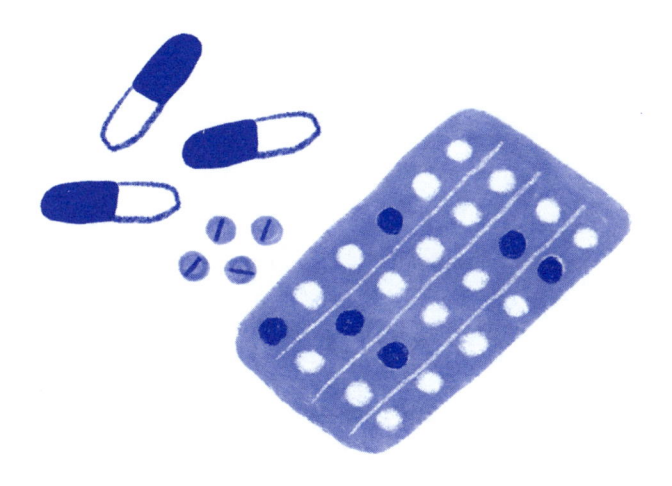

6. Comida e bebida

Comer demais e muito tarde pode nos manter acordados. Alimentos gordurosos, fritos ou picantes podem ser difíceis de digerir, causando desconforto e dificultando o sono. Alguns podem descobrir que também são mantidos acordados por alergias alimentares. Além disso, muito álcool ou uma "dose antes de dormir" podem manter a pessoa desperta durante a noite, apesar de inicialmente derrubá-la na cama. O álcool desidrata e obriga a pessoa a ir mais ao banheiro. Como isso provoca interrupções no sono REM profundo, a memória e os sonhos costumam ficar prejudicados. Depois de tudo, ainda resta uma ressaca para administrar. Uma grande quantidade de alimentos e bebidas (molhos, sorvete, chá, café, refrigerante) contém cafeína adicionada, e isso pode manter qualquer um de olhos arregalados durante a noite.

7. O ambiente

Existem alguns culpados principais por manter você acordado na hora de dormir.

Ruído: de trânsito, estradas, transportes públicos, música/sons dos vizinhos e dispositivos eletrônicos no quarto ou na casa.

Luz: de equipamentos, lâmpadas, TVs, postes da rua.

Temperatura: muito calor ou muito frio.

Um parceiro que ronca: involuntariamente, a apneia do sono pode arruinar uma ótima noite de sono.

Toxinas e odores químicos: da sua própria casa ou de fora.

Animais de estimação indesejados na cama: muito quentes, peludos, malcheirosos ou pesados.

Dormir com crianças: pode ser ótimo por um tempo, principalmente se elas tiverem pesadelos ou estiverem com medo, mas pode interromper seu sono se esse compartilhamento ocorrer regularmente.

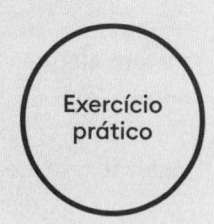

UM GRANDE SACO
DE PREOCUPAÇÕES

Se você não consegue dormir, é uma boa ideia sentar ou levantar, tomar uma bebida quente (sem cafeína) e anotar suas preocupações. Anote absolutamente tudo, por mais trivial que seja, em uma longa lista. Eu chamo isso de encher um grande saco de preocupações. Experimente escrever sua lista em um papel e, no final, amassá-la e jogá-la no lixo antes de voltar a dormir. Ou então você pode dobrá-la e colocá-la debaixo do travesseiro e voltar a ela pela manhã. Pode se tornar uma ótima lista de tarefas à luz do dia, mas é preciso ter a cabeça limpa e livre de preocupações para se ter uma boa noite de sono.

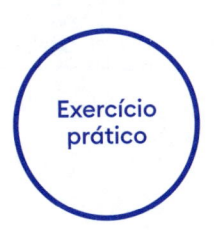

Exercício prático

DESENHE A CAMA
DOS SEUS SONHOS

Pegue papel e caneta, lápis ou giz de cera. Apenas por diversão, desenhe o tipo de cama que você adoraria ter — a cama dos seus sonhos. Ela teria um dossel gigante ou seria uma linda espreguiçadeira curvilínea? Talvez uma cama em formato de carro ou uma estrutura moderna e bacana? Um colchão d'água? Uma cama redonda? Talvez um quarto inteiro feito de colchões no chão? Rabisque e pense em um lugar em que você gostaria de se espalhar ou relaxar.

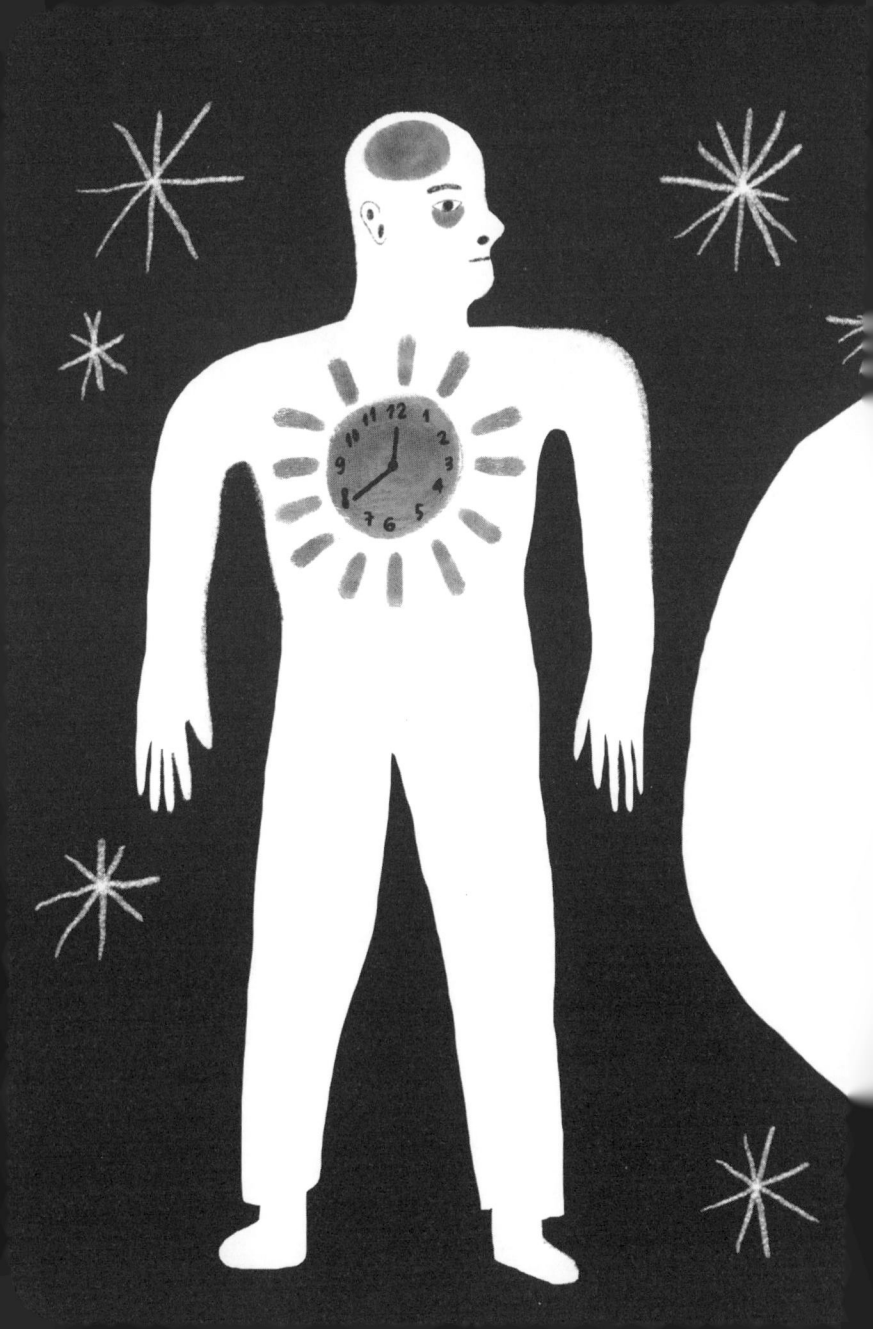

Jet lag

O grande número de viagens aéreas de longa distância no mundo moderno leva muitos a sofrer com o jet lag e consequentes perturbações do sono. A principal questão é que cruzar os fusos horários internacionais interfere em nossos ritmos circadianos internos, especialmente quando viajamos de oeste para leste. É difícil dormir quando, internamente, o relógio biológico nos diz que está na hora de acordar. Nosso organismo precisa de aproximadamente um dia para se recuperar de uma hora de diferença, portanto viajar para o outro lado do mundo — com uma diferença de fuso de doze horas — pode significar doze dias acordando às três da manhã e se sentindo imediatamente exausto.

O jet lag pode ser amenizado tomando melatonina e tentando entrar no fuso horário do lugar que se está visitando. É melhor ficar acordado à luz do dia e dormir no escuro, independentemente do que o seu relógio biológico interno lhe diga para fazer. No entanto, é inevitável que haja algumas noites de insônia e dias de sonolência enquanto sua mente e seu corpo se ajustam ao novo regime de sono.

Criando o ambiente certo para dormir

Descobrir o que faz você dormir melhor é uma tarefa individual. No entanto, é possível adotar algumas práticas básicas e criar hábitos novos e saudáveis para melhorar a higiene do sono. Afinal, se você realmente deseja dormir bem, pode ajudar a si mesmo. É aqui que o autocuidado realmente faz a diferença.

Quarto

Seu quarto precisa ser um lugar tranquilo para dormir (e para o sexo), e não preparado para trabalhar, comer, jogar ou qualquer outra coisa que interfira na sua capacidade de dormir.

Temperatura

Seu quarto precisa ser fresco à noite. Uma temperatura entre 16 e 18 graus Celsius é a ideal. Quartos superaquecidos e abafados impedem uma boa noite de sono.

Decoração

Torne o seu quarto um indutor do sono com cores e tecidos suaves. Algumas pessoas gostam de tons de azul e verde, pois são calmantes. Outras preferem tons quentes de rosa, creme, marrom, coral e terracota. O branco dá a sensação de serenidade e espaço. Estampas malucas e papéis de parede muito coloridos podem nos manter despertos.

Organização

Um quarto desarrumado e bagunçado dificulta o descanso e o relaxamento. Se estiver cheio de papéis, jornais, latas, pratos sujos, garrafas e meias fedorentas, não é um ambiente muito convidativo para um sono sereno.

Equipamentos

Computador, notebook ou outros dispositivos no quarto, incluindo o celular, podem nos induzir a usar telas tarde da noite. Isso desperta o cérebro e dificulta o sono. Tente parar de usar dispositivos como esses pelo menos uma hora antes de dormir. Limite a luz azul e use aplicativos de luz vermelha para aquecer as telas e você deverá dormir melhor. Desligue os equipamentos antes de ir para a cama e tente não conferi-los no meio da noite.

Escuridão

Como a luz estimula o cérebro a acordar, produzindo serotonina, cortinas blackout ou forros nas cortinas e a remoção de luzes LED piscantes são importantes para um sono de boa qualidade.

Barulho

Desligue equipamentos e aparelhos de TV que emitam bipes e use protetores de ouvido se precisar bloquear ruídos externos ou o ronco de um parceiro.

Colchão

Seu colchão precisa ser firme, mas não muito duro. Deve ser macio para as costas e o restante do corpo, mas não mole. Se você preferir espuma viscoelástica, o ideal é uma mistura com molas e outros tipos de materiais, pois esse material pode ficar muito quente para um sono de boa qualidade. Um colchão pode abrigar ácaros e outros insetos, portanto limpe-o regularmente e o substitua por um novo a cada oito anos.

Lençóis

Os lençóis precisam ser lavados e trocados semanalmente. Lençóis frescos, limpos e perfumados podem deixar uma boa noite de sono ainda melhor.

Animais de estimação

Se você achar que ter um cachorro ou gato na cama é incômodo, mantenha-os fora do quarto.

Filhos

Se seus filhos vão para a cama com você, certifique-se de levá--los de volta para a cama deles, especialmente se achar que isso perturba seu sono.

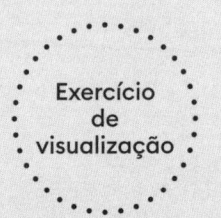

Exercício
de
visualização

TRILHA DA FLORESTA

Este exercício é especialmente bom para a hora de dormir ou se você acordar no meio da noite. Fique confortável na cama, sofá, tapete ou ao ar livre. Cubra-se com um cobertor ou edredom, se sentir frio. Feche os olhos e respire lentamente, inspirando e expirando com calma. Imagine uma bela floresta. Visualize a copa das árvores acima, o canto dos pássaros, os pequenos animais pulando, a luz permeando os galhos. "Veja" todas as cores das folhas e dos troncos. Quem sabe haja flores silvestres ou um pássaro pousando no galho de uma árvore. Imagine o sol salpicando o chão da floresta enquanto você percorre a trilha. Veja seus pés, um passo de cada vez. Olhe para cima e veja a floresta ao redor. Você está sozinho e sereno. Continue caminhando e observando a beleza do ambiente. Depois de um tempo, abra os olhos e veja como você se sente.

Fatores físicos

O sono não é afetado apenas por fatores ambientais, como luz, ruído e temperatura; também é influenciado pelo que fazemos a nós mesmos. Podemos estar passando por episódios de estresse, ansiedade e depressão ou excesso de trabalho e exaustão, o que interfere não apenas na hora de adormecer, mas também em manter o sono durante a noite. É comum adotarmos hábitos que parecem ajudar no sono, mas que, na verdade, impedem que nosso corpo relaxe. A boa notícia é que a solução está nas nossas mãos: podemos aprender novos hábitos e adotar práticas que nos ajudem a ter uma boa qualidade de sono.

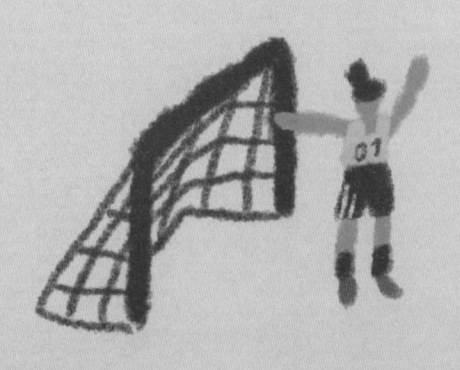
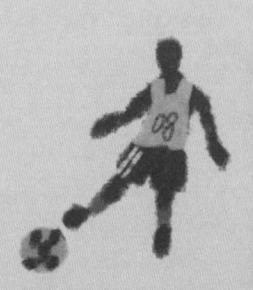

Exercício

Pesquisas mostram que praticar exercícios por cerca de trinta minutos durante o dia melhora a qualidade do sono. No entanto, é importante evitar exercícios extenuantes depois das nove da noite. Isso pode interferir no sono, pois a corrente sanguínea ficará cheia de endorfinas, o que o manterá acordado. Ioga, pilates e exercícios de alongamento podem promover o relaxamento. É uma boa ideia se preparar para dormir com alongamentos no pescoço e nas costas.

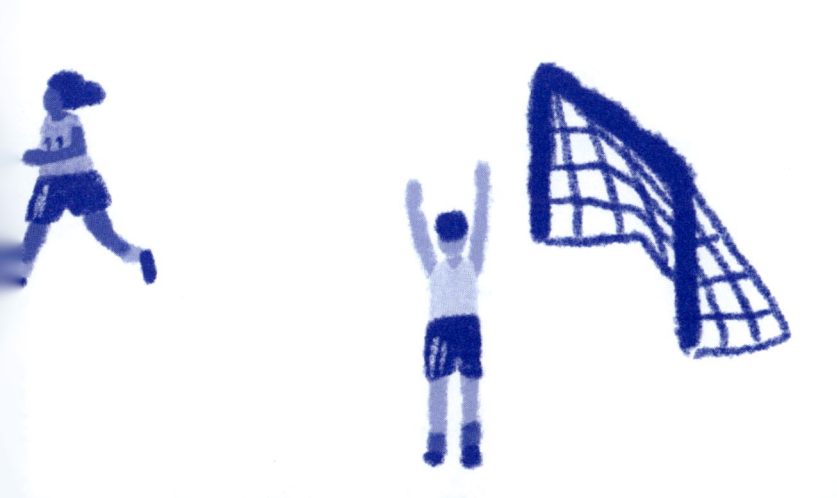

Comida

Os melhores alimentos para uma boa noite de sono são ovos, peixe, frango e oleaginosas, pois contêm triptofano, um aminoácido precursor da serotonina. Além disso, alguns biscoitos de trigo integral com manteiga de amendoim ou cereais e leite antes de dormir podem ajudar a melhorar o sono.

Álcool

Beber demais manterá você acordado devido à desidratação. Por isso, beba bastante água antes de dormir e limite a ingestão de álcool. Você deve ter pelo menos um dia sem álcool por semana para que seu fígado possa se recuperar.

Drogas

As drogas podem modificar seus padrões de sono e vigília, pois alteram a mente. Além disso, podem conter substâncias químicas prejudiciais ao sistema nervoso central, causar desidratação, levar a hábitos alimentares errados e tardios e até provocar choques físicos.

Cafeína

Limite a cafeína e/ou consuma bebidas descafeinadas antes de dormir. Tente não beber cafeína depois das cinco da tarde. Além disso, uma bebida com leite quente induzirá à sonolência (mas escolha uma que não leve muito chocolate, pois ele também contém cafeína).

Cochilos

Pequenos cochilos durante o dia são bons, desde que curtos (com apenas trinta minutos, no máximo) e antes das três da tarde. Se forem mais longos ou ocorrerem depois desse período, podem consumir o estágio 3 do sono REM (ver página 10) à noite, que é o sono profundo e valioso de que todos precisamos. Mas uma pequena soneca pode ser salvadora, especialmente quando estamos sob pressão.

Sexo

Dar um abraço caloroso e satisfatório ou fazer sexo antes de dormir pode ser um ótimo indutor do sono. Beijar libera oxitocina, que é um hormônio relaxante do bem-estar (também liberado durante a amamentação). Se estiver sozinho e insone, você sempre pode dar prazer a si mesmo — curta seu corpo e tenha uma boa noite de sono.

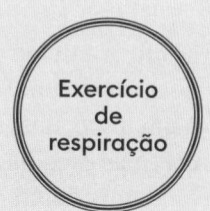

Exercício de respiração

RESPIRAÇÃO BUTEYKO

Sente-se na cama com a boca fechada e respire pelo nariz de maneira natural e tranquila por cerca de trinta segundos. Em seguida, inspire e expire um pouco mais intencionalmente pelo nariz, apenas uma vez. Aperte suavemente o nariz com o polegar e o indicador, mantendo a boca fechada, até sentir vontade de respirar novamente. Com a boca ainda fechada, solte o nariz e inspire e expire profundamente mais uma vez. Pare, feche os olhos e relaxe.

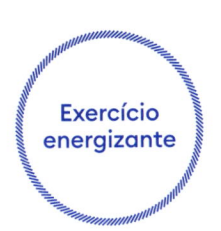

MURMURE OU CANTE UMA CANÇÃO DE NINAR

Talvez você se lembre das suas canções de ninar favoritas na infância ou as conheça de cantar para seus filhos. Fique confortável e murmure ou cantarole uma para si mesmo. Se não conseguir se lembrar da letra, apenas cantarole a melodia e aproveite os sentimentos e as sensações provocadas pelo som. Fazer isso pode trazer boas lembranças ou deixar você se sentindo triste ou nostálgico. Deixe as lembranças e os sentimentos tomarem conta de você, enquanto murmura ou canta baixinho, e relaxe.

Seu estado mental

Quando vamos para a cama, o maior inimigo contra uma boa noite de sono muitas vezes está em nossas cabeças. Podemos descobrir que, no minuto em que nos deitamos, nossa mente está acelerada e parece que não conseguimos parar de pensar, fazendo a ansiedade aumentar e nosso corpo ficar tenso. Se nos preocupamos com a forma como vamos dormir, tendemos a ficar deitados na cama, bem acordados, preocupados em não conseguir dormir o suficiente ou em não acordar na hora certa. A ansiedade acumulada pela falta de sono, noite após noite, também pode se transformar em uma fobia de dormir. A boa notícia é que há muitas pesquisas e informações disponíveis para ajudar você a resolver esse problema. O primeiro passo é reconhecer que sua própria mente pode estar mantendo você acordado. Dê uma olhada na lista a seguir e veja se consegue adotar pelo menos algumas destas práticas comprovadas de bom sono.

Meditação

Fazer uma meditação simples por cinco ou dez minutos pode ajudar você a entrar em um estado agradável, calmo e relaxado para dormir (ver página 30).

Visualizações criativas

Deitar-se e "ver" uma cena encantadora em sua mente, como uma praia ou um belo campo, pode ajudar você a começar a relaxar para dormir (ver página 97).

Livre-se das preocupações

Anotar tudo o que preocupa você em um diário ou bloco de notas é uma ótima maneira de esvaziar a mente para dormir (ver página 88).

Diário de sonhos

Você pode acordar com um pesadelo ou um sonho repetitivo.
É uma boa ideia anotar os sonhos à noite (você pode rabiscar
no escuro mesmo em uma caderneta) ou escrever um diário
de sonhos pela manhã. Se você faz terapia, ter um caderno
para anotar os sonhos é muito útil.

Conversar

Às vezes, durante a noite, nossas preocupações podem trans-
bordar, nos fazendo acordar ansiosos ou nos impedindo de
dormir. Pode parecer que teremos uma noite longa, solitária
e sem dormir pela frente. Se precisar conversar, tente falar
com seu parceiro ou combine com um amigo para quem você
possa ligar ou enviar mensagens tarde da noite. Também é
possível ligar para um centro de apoio.

O primeiro passo é reconhecer que sua própria mente pode estar mantendo você acordado.

Soníferos

Não conseguir adormecer naturalmente pode causar muita angústia e ansiedade, o que, por sua vez, acaba afetando o sono. Quando passamos por um período prolongado de estresse, dormir pode parecer absolutamente impossível. Felizmente, existem muitos remédios testados e comprovados disponíveis para nos ajudar a obter um sono de qualidade. Existem os remédios tradicionais, outros baseados em práticas alternativas de saúde e alguns comprovados cientificamente. Continue lendo e veja o que pode funcionar para você.

Aparelhos respiratórios

Aparelhos respiratórios podem ser usados para tratar a apneia do sono — um distúrbio em que a respiração é interrompida por até dez segundos, terminando em ronco. As máscaras CPAP podem ajudar a reduzir o ronco e aumentar a energia, e até mesmo a libido, pois o sangue oxigena melhor e o sono sofre menos interrupções. A apneia do sono pode destruir relacionamentos e prejudicar seu sono e bem-estar. Consulte seu médico ou entre em contato com uma clínica do sono (ver página 181) se precisar de ajuda.

TCC-I (terapia cognitivo-comportamental para insônia)

A TCC-I é uma forma de terapia cognitivo-comportamental que oferece exercícios progressivos destinados a melhorar a higiene do sono. Pergunte ao seu médico ou pesquise na internet para obter ajuda. Não deixe de ir a um especialista ou a uma clínica do sono para obter aconselhamento.

Comprimidos para dormir

A maioria dos médicos agora reluta em receitar medicamentos para dormir, mas eles têm sua utilidade caso você tenha sofrido um trauma, esteja enfrentando uma doença grave ou passe por alguma cirurgia. Essas medicações devem ser tomadas apenas sob supervisão médica. Também é importante estar ciente de que os comprimidos para dormir interferem no sono REM e nos sonhos, portanto não são uma solução a longo prazo. É importante não ingerir bebida alcoólica junto com eles.

Ruído branco

Esse recurso pode ajudar a reduzir ruídos externos ou sons interferentes. Você pode encontrar um aplicativo ou usar um purificador de ar ou ventilador para emitir um som constante e suave durante toda a noite.

Remédios fitoterápicos

Há muito tempo as pessoas usam remédios naturais para dormir, como raiz de valeriana, magnésio (importante para o funcionamento do coração e do cérebro), passiflora e glicina (um aminoácido).

Chás de ervas

Existem alguns chás especialmente formulados para induzir o sono: a camomila tem propriedades relaxantes, enquanto o rooibos é uma boa alternativa ao chá com cafeína.

Anti-histamínico

Alergias a pólen, poeira, ácaros e pelos de animais de estimação podem manter você acordado se estiver espirrando por conta de rinite. Você pode descobrir que tomar um anti-histamínico ajuda a dormir (mas não tome ao mesmo tempo que um remédio para dormir à base de histamina).

Melatonina

Esse hormônio aumenta naturalmente à noite e diminui pela manhã. Ele pode melhorar a qualidade do sono e parece reduzir o tempo necessário para adormecer, além de proporcionar um sono mais prolongado. Uma pequena dose pode ser tomada antes de dormir, mas apenas sob supervisão de um médico, farmacêutico e/ou clínica do sono.

Fragrância

A lavanda pode nos deixar relaxados, reduzindo a frequência cardíaca e a pressão arterial e induzindo um estado soporífero. É possível usar gotas de óleo de lavanda em um umidificador, velas perfumadas ou aromatizantes roll-on. Outra opção é colocar saquinhos de lavanda sob o travesseiro ou comprar travesseiros e máscaras para os olhos recheados com lavanda.

Fórmulas para dormir

Peça ao seu farmacêutico remédios à base de histaminas que ajudem você a dormir. É essencial verificar com o farmacêutico ou médico se você pode ou não usá-los, pois eles podem interferir em outras medicações que você esteja tomando.

Terapias naturais

Existem muitas terapias naturais holísticas — como acupuntura, acupressão, shiatsu, reiki, aromaterapia e reflexologia — que podem melhorar o seu sono, pois ativam os mecanismos naturais de cura do corpo. É uma abordagem mente-corpo--espírito bem estabelecida para ajudar a dormir bem.

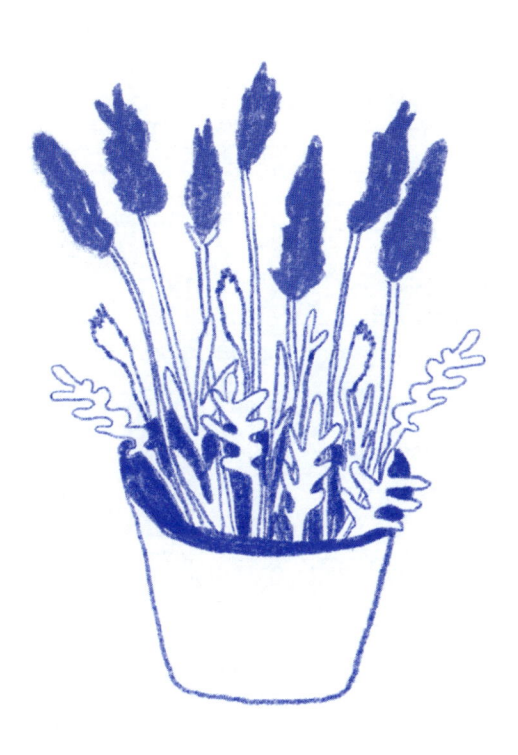

CAPÍTULO CINCO

O SONO E O TRABALHO

Geralmente passamos mais tempo no trabalho do que dormindo. O volume de trabalho, o número de horas, onde trabalhamos, o que fazemos e com quem, mais o nível de responsabilidade e controle que temos certamente afetam a nossa capacidade de dormir bem. Em todo o mundo, milhões de dias de trabalho são perdidos todos os anos devido a estresse, depressão e ansiedade. O estresse no local de trabalho é um dos maiores destruidores de uma boa noite de sono.

Razões para o estresse no local de trabalho

O estresse geralmente acontece quando os funcionários vivenciam alta demanda aliada a baixo apoio no local de trabalho. Eles podem se sentir presos em uma situação de grande pressão e que não têm poder para mudar. O estresse surge devido ao sentimento de estar preso entre uma demanda constante e à incapacidade de atendê-la adequadamente.

Pessoas que sofrem de estresse, depressão e ansiedade relacionados ao trabalho podem enfrentar:

- *Excesso de carga de trabalho.*
- *Prazos apertados.*
- *Sentimento de excesso de responsabilidade.*
- *Falta de apoio gerencial.*
- *Sensação de impotência para mudar a própria situação.*

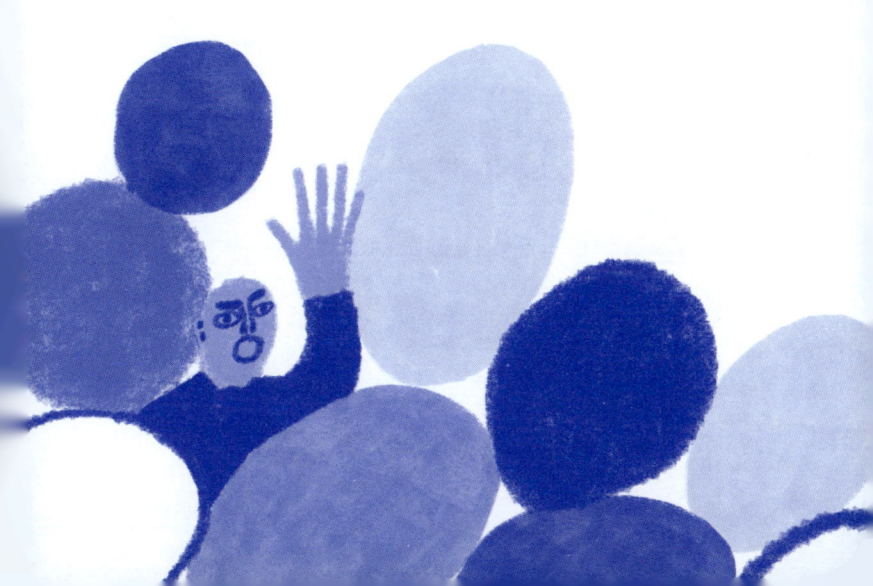

Estresse e sono

Com o tempo, o aumento do estresse afeta nossa capacidade de dormir, pois há uma excessiva presença de cortisol e adrenalina na corrente sanguínea. As pessoas se sentem ligadas pela sobrecarga e pela cafeína. Depois, usam o álcool para se acalmar, bebendo uma cerveja, um gim-tônica e/ou fumando um baseado (ou outras drogas psicotrópicas) ao chegar em casa. Essas outras substâncias, como a cocaína, também afetam e interferem no sono, assim como o consumo de alimentos não saudáveis, comer tarde demais e ficar diante de telas assistindo a vídeos, navegando ou conversando compulsivamente.

Riscos à saúde

Infelizmente, um trabalho estressante somado à falta de sono é uma receita bastante ruim para a saúde e o bem-estar e pode levar à morte prematura. As pessoas podem usar bebidas e drogas para cair no sono, mas, depois, acordam às quatro horas para ir ao banheiro e não conseguem voltar a dormir. Elas ficam ali no escuro, revirando na cama, ruminando problemas não resolvidos e conversas difíceis que tiveram ou precisam ter com colegas. Isso pode levar à hipertensão e a problemas cardiovasculares, um coquetel tóxico para problemas de saúde física e mental.

Dupla jornada

Não é de surpreender que os cuidadores primários de crianças ou de familiares tenham a tendência de sentir mais estresse do que os parceiros, provavelmente por trabalharem em dupla jornada — primeiro um emprego de tempo parcial ou integral e depois trabalhando à noite e nos fins de semana como pai, mãe ou cuidador. As pessoas que trabalham no setor da educação tendem a ser as mais estressadas, seguidas por aquelas que atuam na administração pública e na área de segurança.

Como você relaxa?

Faça uma lista de dez coisas que você gosta de fazer para relaxar. Pode ser cuidar de plantas, caminhar, cantar, dançar, limpar, nadar, correr, ver TV. O que você gosta de fazer? O que realmente faz você relaxar?

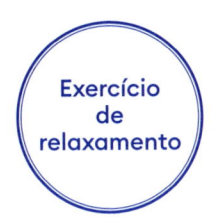

Exercício de relaxamento

RELAXAMENTO DA CABEÇA AOS PÉS

Deite-se na cama, no sofá ou no chão. Fique confortável e aquecido. Feche os olhos. Inspire profundamente. Expire. Afrouxe a mandíbula e relaxe os ombros no chão. Inspire e expire lentamente. Sinta as costas apoiadas no chão e deixe-as ficar mais pesadas. Afrouxe o plexo solar. Deixe os braços afundarem no chão, seguidos pelo quadril. Continue inspirando e expirando lentamente. Deixe as nádegas afundarem no chão, sinta as coxas, as panturrilhas e os tornozelos ficando mais soltos. Finalmente, relaxe os pés até as pontas dos dedos. Inspire e expire três vezes. Abra os olhos.

Trabalho por turnos

Um subproduto insidioso da era moderna é o trabalho por turnos. Em meados do século xx, as pessoas trabalhavam no horário típico das nove às cinco e batiam o ponto no final do dia. Tudo mudou com as exigências da globalização e da nossa sociedade alerta 24 horas por dia, sete dias por semana. Nos habituamos ao aumento da produtividade, à conexão internacional constante e a um estilo de vida que nunca dorme. Existem todos os tipos de trabalhadores por turnos, e espera-se que eles trabalhem 24 horas por dia e sob demanda. Além disso, com menos empregos de tempo integral e menos contratos permanentes, muitos trabalhadores por turnos ganham por hora ou trabalham de forma intermitente. Muitas vezes, essas pessoas acabam realizando os trabalhos mais perigosos.

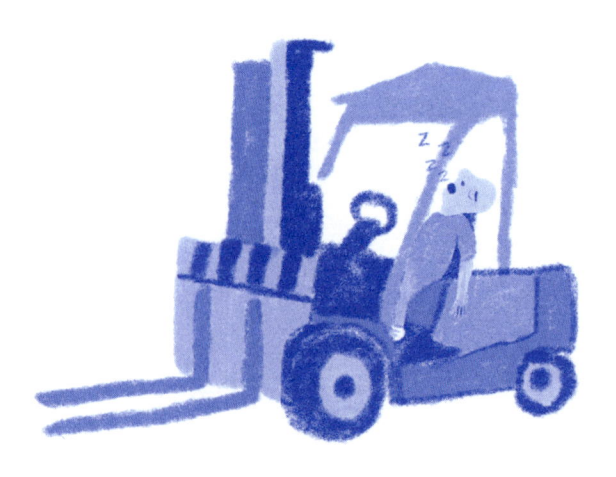

Síndrome do trabalho por turnos

A síndrome ou distúrbio do trabalho por turnos ocorre quando o ritmo circadiano é prejudicado. Precisar trabalhar a noite toda ou em horários irregulares e, depois, tentar dormir durante o dia pode causar distúrbios do sono. A adaptação a um horário de trabalho por turnos pode levar algum tempo, e, para algumas profissões e empregos, os horários mudam constantemente, tornando muito difícil a adaptação do corpo e do cérebro. A síndrome do trabalho por turnos é um distúrbio do sono reconhecido e faz as pessoas se sentirem excessivamente cansadas durante as horas de vigília. Se estiver no comando de um veículo, você poderá estar "dirigindo sonolento". Você terá um desempenho reduzido nas tarefas sob sua responsabilidade, e isso é um problema sério, pois os trabalhadores por turnos frequentemente têm empregos mais perigosos. Se o seu sono for afetado pelos turnos noturnos, você poderá sofrer falta de concentração, absenteísmo, acidentes, erros ou lesões.

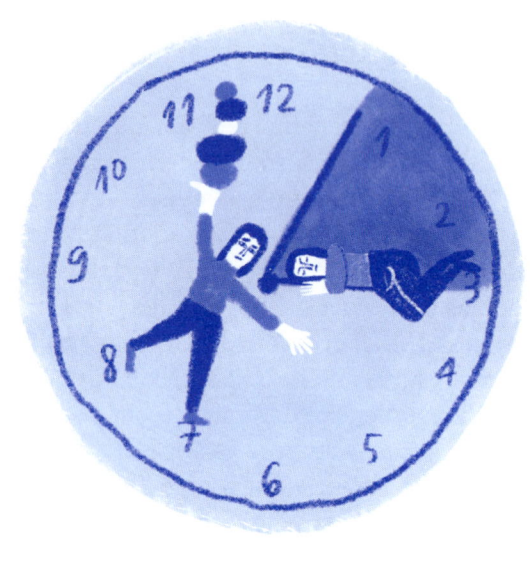

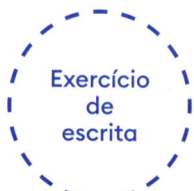
Exercício de escrita

SEU PADRÃO DE TRABALHO

Você sabe exatamente quantas horas trabalha por dia? Anote cada dia da semana e calcule quanto tempo você esteve envolvido com o trabalho. Pergunte a si mesmo: você faz horas extras, remuneradas ou não? Quanto tempo você passa indo e voltando do trabalho? Quantas horas você passa envolvido em atividades relacionadas ao trabalho? Quanto trabalho você leva para casa à noite? Você trabalha nos fins de semana? Em caso afirmativo, por quanto tempo? Calcule exatamente quantas horas você trabalha por semana e compare com a média de horas que você dorme por noite.

Os efeitos do excesso de trabalho

Os trabalhadores por turnos também podem perder uma série de eventos sociais, como festas e reuniões familiares, dias importantes e feriados, eventos especiais e encontros de grupos de amigos. Além disso, pode haver dificuldades nas relações pessoais quando um dos parceiros chega em casa enquanto o outro está saindo. Acaba não havendo tempo para conversar ou relaxar juntos, prejudicando a proximidade ou o sexo. Trabalhar durante a noite pode ser bastante prejudicial à intimidade e à confiança de um casal, o que pode acabar levando até ao rompimento do relacionamento.

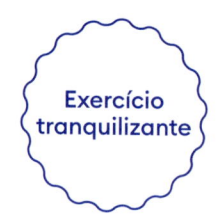

Exercício tranquilizante

ESTOURE BOLHAS

Encontre alguns minutos para relaxar e desestressar. Pegue um potinho de bolhas de sabão e curta a experiência de soprar pelo anel de plástico. Tente soprar a maior bolha possível. Levante o braço e jogue-a no ar. Observe as cores, o formato da bolha e fique olhando até ela desaparecer. Aproveite a sensação de vê-la estourar. Sopre várias bolhas seguidas, formando um pequeno cordão. Nunca somos velhos demais para fazer bolhas de sabão. Divirta-se.

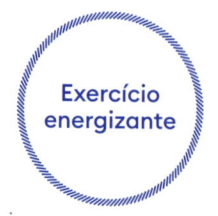

Exercício energizante

OBSERVE SEUS PENSAMENTOS

Afaste-se por um instante da mesa de trabalho ou do que quer que esteja fazendo. Sente-se ou fique de pé em algum lugar tranquilo. Feche os olhos por um momento. Observe seus pensamentos. O que está acontecendo na sua cabeça? O que você está sentindo no estômago, no plexo solar? Onde está a sua atenção? Observe quaisquer pensamentos que surjam ou passem pela sua mente e os deixe ir, como borboletas. Continue deixando seus pensamentos atravessarem a mente, mas não se dedique nem se preocupe com eles, apenas os deixe ir, pensamento após pensamento, borboleta após borboleta. Observe-os voar para longe.

Efeitos fisiológicos do trabalho por turnos

Pesquisas demonstram que os trabalhadores por turnos também correm maior risco de sofrer com doenças gastrointestinais e cardiovasculares. Novamente, isso se deve à interrupção do ritmo circadiano, à falta de luz e aos padrões irregulares de alimentação e consumo de bebidas que podem se desenvolver em torno do trabalho. Os turnos noturnos e o trabalho por turnos têm sido associados à obesidade, pois o corpo queima menos calorias à noite, e a pessoa dorme durante o dia, quando queimaria mais.

Microssonos

Quando as pessoas experimentam um déficit de sono devido à sua privação, podem ter microssonos durante o dia. O microssono ocorre quando as pessoas adormecem por alguns segundos. Um dos perigos desse comportamento involuntário é que isso ocorra quando se está ao volante, operando máquinas ou cuidando de crianças.

Como você se mantém acordado?

Todos nós temos nossos truques e formas favoritas de nos manter acordados. O que você faz? Levanta e dá uma volta? Sai para a rua, em busca de luz natural? Abre as janelas para deixar entrar ar fresco? Corre? Dança? Como você se anima? Toma uma lata de refrigerante? Liga para um amigo? Anote o que você faz e o que gostaria de fazer. O que funciona melhor para você?

Como ficar alerta no turno da noite

Um empregador atencioso incentivaria as seguintes atitudes para que o impacto dos distúrbios do turno da noite afetasse menos os trabalhadores. No entanto, você precisa estar ciente do que precisa fazer para ajudar a si mesmo:

- *Evite dirigir devido ao perigo de ter um microssono ou cochilar.*
- *Evite horários de trabalho prolongados.*
- *Tire cochilos curtos (se possível) durante o turno para continuar.*
- *Trabalhe com outras pessoas para se manter alerta.*
- *Beba cafeína para se manter acordado.*
- *Não deixe tarefas tediosas ou chatas para o final do turno da noite — é difícil ficar acordado entre quatro e cinco da manhã.*
- *Resolva problemas com colegas.*

MALABARISMO COM DUAS FRUTAS

Tente fazer isso durante um intervalo ou no final de um turno. Pegue duas laranjas, duas maçãs ou duas tangerinas. Coloque uma fruta em cada mão. Vire as palmas das mãos para cima, com as bases juntas. Jogue uma fruta para cima (não muito alto) com a mão direita. Pegue-a com a esquerda na altura da cintura, passe-a da esquerda para a direita e jogue-a para o alto com a direita. Pegue-a com a esquerda. Repita. Trata-se de um malabarismo básico com duas frutas. À medida que ficar mais rápido, fazendo malabarismos com duas frutas no ar, adicione a terceira fruta se quiser um desafio maior. Veja se consegue fazer isso. O truque é ter uma fruta no ar, indo da mão direita para a esquerda. Uma fruta sobe no ar, mas ainda há outra na mão esquerda, que é atirada para a direita e depois lançada ao ar. E assim por diante. Complicado, mas divertido. Você também pode comer a fruta como recompensa.

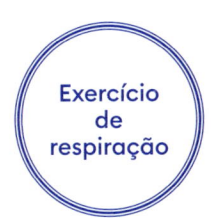

Exercício de respiração

TÉCNICA DE RESPIRAÇÃO 4-7-8

Este exercício foi desenvolvido pelo dr. Andrew Weil como uma variação do pranayama, antiga técnica iogue que ajuda no relaxamento ao reabastecer o corpo com oxigênio. Sente-se ou deite-se confortavelmente no seu quarto ou em um espaço reservado. Abra ligeiramente os lábios. Expire completamente, emitindo um som ao liberar o ar. Pressione os lábios enquanto inspira silenciosamente pelo nariz por quatro segundos. Prenda a respiração e conte sete segundos. Expire por oito segundos completos, fazendo um som de sopro. Repita o processo quatro vezes.

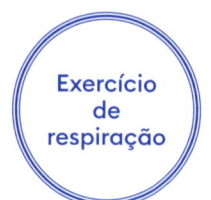

Exercício
de
respiração

DORMIR DURANTE O DIA

Embora muitas pessoas ainda tenham horários de trabalho tradicionais (ainda que com horários irregulares e turnos noturnos), é bastante desafiador aprender a dormir durante o dia. É algo complicado para muitas pessoas, pois o corpo e a mente podem nunca se adaptar totalmente a esse regime de sono. No entanto, há algumas estratégias que podem ser adotadas para ajudar nisso.

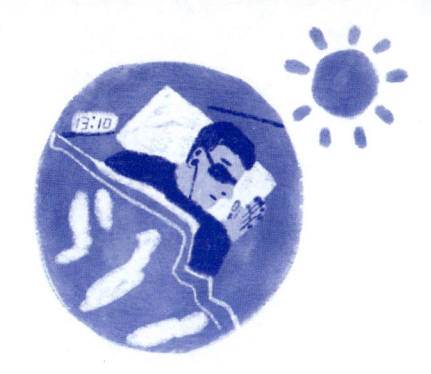

Hora dourada

A "hora dourada" é o momento de relaxamento após um turno de trabalho noturno ou de madrugada, antes de ir para a cama. Experimente as seguintes dicas, que podem te ajudar a dormir durante o dia:

- *Se o seu turno terminar durante o dia, use óculos escuros para bloquear a luz.*
- *Evite cafeína e álcool.*
- *Tome um banho quente ou uma ducha para se acalmar.*
- *Faça alguma atividade física suave, como ioga ou pilates.*
- *Faça sexo ou se masturbe para se sentir mais relaxado.*
- *Medite ou use a visualização criativa.*
- *Faça o exercício de respiração 4-7-8 (ver página 129).*
- *Ouça uma música tranquila ou ruído branco para adormecer.*
- *Use uma máscara para os olhos ao dormir ou tenha cortinas blackout nas janelas.*
- *Tenha protetores de ouvido à mão para evitar qualquer perturbação sonora da vida familiar e das ruas.*
- *Anote quaisquer questões incômodas em seu "grande saco de preocupações" (ver página 88) para serem tratadas mais tarde.*

CAPÍTULO SEIS

O SONO E OS RELACIONAMENTOS

O quanto gostamos de dormir no mesmo espaço que nossos parceiros é muito importante. Compartilhar a cama com seu parceiro é essencial para o bem-estar e a manutenção saudável de qualquer relacionamento amoroso. No entanto, um dos companheiros de cama enfrentar problemas para dormir pode causar um sério impacto na felicidade e na vida do casal. Embora precisemos de pelo menos oito horas de sono por noite, muitos de nós conseguimos sobreviver com apenas seis horas ou menos. Então, se um dos parceiros não estiver dormindo bem, seja por insônia, trabalho por turnos ou hábitos de vida, isso certamente impactará o relacionamento.

Discussões por privação de sono

Quando somos privados de sono, o corpo e o cérebro já ficam sob estresse. Isso quer dizer que nossa corrente sanguínea fica cheia de substâncias bioquímicas que são liberadas nas situações de "lutar, fugir ou congelar", como a adrenalina e o cortisol. O excesso dessas substâncias pode nos deixar extremamente ligados. A amígdala cerebral fica desequilibrada e isso perturba o equilíbrio emocional. Como resultado, um parceiro privado de sono pode ficar mal-humorado e exageradamente reativo, reagindo de maneira exagerada a situações que normalmente aceitaria com tranquilidade. Coisas pequenas podem gerar reações desproporcionais e se transformar em grandes conflitos, e a irritabilidade pode levar a discussões.

Problemas fisiológicos

Até mesmo uma ou duas noites de sono ruim podem levar a discussões acaloradas, como aponta uma pesquisa da Ohio State University.* Num estudo envolvendo 43 casais, observou-se que discussões entre casais privados de sono estavam relacionadas a questões como dinheiro, sogros e comunicação. Durante o estudo, também foram medidos os níveis de marcadores como as proteínas IL-6 e TNF-alfa, cujo aumento pode desencadear o aparecimento de doenças crônicas graves, como diabetes. Foi o estresse gerado por uma briga intensa que levou ao aparecimento desses marcadores no sangue. A privação de sono também pode levar a dificuldades fisiológicas, pois aumenta os níveis de inflamação no corpo e cria "fatores de estresse". Além de simplesmente se sentir cansado e exausto, seu sistema imunológico pode ser seriamente prejudicado, tornando a pessoa mais vulnerável a resfriados e gripes. Com o tempo, isso pode levar ao desenvolvimento de diabetes, doenças cardiovasculares e até câncer.

---

* Wilsons, S. J. Shortened Sleep Fuels Inflammatory Responses to Marital Conflict: Emotion Regulation Matters. *Psychoneuroendocrinology*, Amsterdã: [s.n.], v. 79, pp. 74-83, 2017. Disponível em: https://www.ncbi.nlm.nih.gov/pmc/articles/PMC5419294.

Mantendo as coisas calmas

Se um dos parceiros dorme mal, o companheiro bem descansado poderá resistir à tempestade. Afinal, alguém precisa manter a calma. No entanto, o pior cenário é quando ambos lutam contra a falta de sono, como nos primeiros dias, semanas e meses depois de o casal ter filhos. Esse período pode ser muito difícil, especialmente se um ou os dois parceiros estiverem trabalhando fora de casa. Outras situações difíceis podem ocorrer durante uma crise, um trauma ou uma doença.

A privação de sono prolongada durante semanas ou meses pode levar à depressão, ansiedade e até mesmo comportamentos agressivos. Um parceiro cansado pode ficar irritado, ansioso e tenso; dois parceiros cansados podem ficar emocionalmente apocalípticos e fisiologicamente prejudicados. É muito tentador, mas uma das coisas mais irritantes que você pode dizer a um parceiro cansado e irritado é "calma". Fazer isso pode não ser uma boa ideia, pois pode agravar ainda mais as coisas.

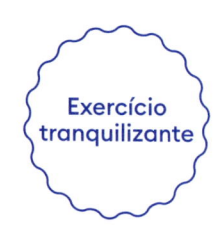

FAÇA UMA PAUSA NA DISCUSSÃO

Quando você está irritado ou com raiva do seu parceiro, é muito fácil entrar em um bate-boca sem fim. Também é tentador intensificar a discussão, especialmente se ambos estiverem se sentindo cansados e irritados depois de uma noite maldormida. Uma dica útil é dizer, da forma mais leve possível, sem culpar ninguém, "Vamos dar um tempo", e concordar em voltar à conversa em outro momento. Muitas vezes, as discussões podem dar voltas e mais voltas e não levar a lugar algum. Ambos acabam ficando ainda mais furiosos, frustrados e entrincheirados em suas convicções. É importante interromper as coisas antes que elas cheguem longe demais e antes de fazer ou dizer algo de que possa se arrepender mais tarde. Fazer uma pausa significa interromper o ciclo de agressividade.

Afaste-se do seu parceiro e respire. Inspire e expire. Conte de um a dez, e depois de dez a um. Fiquem um tempo longe um do outro para se acalmar. Se perceber que está cansado, poderá dizer ao seu parceiro, quando voltar: "Vamos conversar sobre isso depois de dormirmos um pouco". É uma forma de dizer "calma" sem ser condescendente, ao mesmo tempo que reconhece que a falta de sono de boa qualidade tem relação com o seu humor. Se ainda estiverem irritados, durmam separados e depois resolvam as coisas à luz do dia.

Nada de sexo, estamos com privação de sono

Quando não nos sentimos bem fisicamente por não dormirmos direito, podemos ter a libido reduzida e uma vida sexual insatisfatória com o parceiro. A privação de sono pode levar até à ausência absoluta de sexo. Infelizmente, isso pode agravar quaisquer problemas emocionais e de relacionamento que o casal já tenha. A falta de sexo também é um sinal de que as coisas não estão funcionando bem entre o casal emocionalmente, e a falta de sono só faz tudo parecer pior.

EXERCÍCIO DE RESPIRAÇÃO
BHRAMARI PRANAYAMA

Também conhecido como respiração de abelha, este exercício reduz rapidamente a frequência cardíaca e acalma a respiração. Ele é ótimo para preparar o corpo para dormir. Encontre um espaço tranquilo e fique confortável em uma cadeira ou sofá. Feche os olhos e respire profundamente, inspirando e expirando. Continue respirando e cubra os ouvidos com as mãos. Coloque os indicadores acima de cada sobrancelha e os outros dedos sobre os olhos. Com os mindinhos apoiados no rosto, pressione as laterais do nariz e se concentre mentalmente na área da testa enquanto inspira e expira. Mantenha a boca fechada e expire lentamente pelo nariz, murmurando o som "ohm". Se tiver tempo, repita três ou cinco vezes antes de dormir.

Apneia do sono

O ronco de um dos parceiros pode prejudicar o sono do outro. Pessoas que convivem com quem ronca geralmente são despertadas três vezes por noite, ficando acordadas durante cerca de dez minutos de cada vez, e podem desenvolver distúrbios do sono. Esse nível de insônia pode resultar em menor satisfação no relacionamento e em um funcionamento prejudicado no dia seguinte. O ronco pode fazer com que casais frustrados e cansados passem a dormir em quartos separados, o que não é ideal para a harmonia conjugal — embora funcione bem para alguns. No entanto, essa medida pode acabar se tornando um empurrãozinho para a separação e o divórcio se o casal não estiver se comunicando bem e for incapaz de manter a compaixão, a intimidade e o sexo.

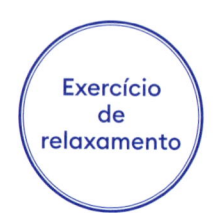

Exercício de relaxamento

POSIÇÃO DE QUADRIL RELAXADO

Este é um bom exercício para fazer antes de dormir, pois é relaxante e ajuda a flexionar os músculos e cuidar das costas. É especialmente benéfico se você passou grande parte do dia sentado diante de uma mesa ou dirigindo. Encontre um piso ou uma cama em um ambiente silencioso e confortável. Use almofadas ou travesseiros, ou enrole uma manta ou casaco e coloque-o sob as costas para maior conforto. Sente-se no chão e junte as solas dos pés, uma contra a outra. Apoie-se com as mãos para trás, com as palmas voltadas para baixo. Incline-se suavemente para trás, levando as costas, o pescoço e a cabeça até o chão. Coloque os braços ao lado do corpo, com as palmas voltadas para cima, ligeiramente afastadas da lateral do corpo. Com os pés ainda unidos, deixe os joelhos caírem gradualmente para os lados. Sinta a parte inferior das costas pressionando suavemente o chão enquanto você pressiona os pés juntos. Mantenha essa postura por dois minutos. Relaxe e traga os joelhos de volta ao centro. Repita três vezes.

Atração e sono

Curiosamente, se você não dormir bem, isso pode fazer com que seu parceiro não ache você sexualmente atraente. Em 2010, pesquisadores suecos descobriram que pessoas bem descansadas parecem mais atraentes para os outros. Pessoas privadas de sono foram classificadas como menos atraentes e com aparência pouco saudável, parecendo ser pouco divertidas, espirituosas ou sedutoras. Um estudo de 2015 realizado por David A. Kalmbach e outros pesquisadores mostrou que as pessoas que dormem o suficiente parecem ser mais responsivas sexualmente. Em particular, as mulheres que dormem bem ficam mais excitadas do que aquelas com padrões de sono mais curtos. De modo geral, além de aumentar os conflitos, a privação de sono também reduz a satisfação obtida na vida sexual. Dormir o suficiente, sem dúvida, é importante para os casais.

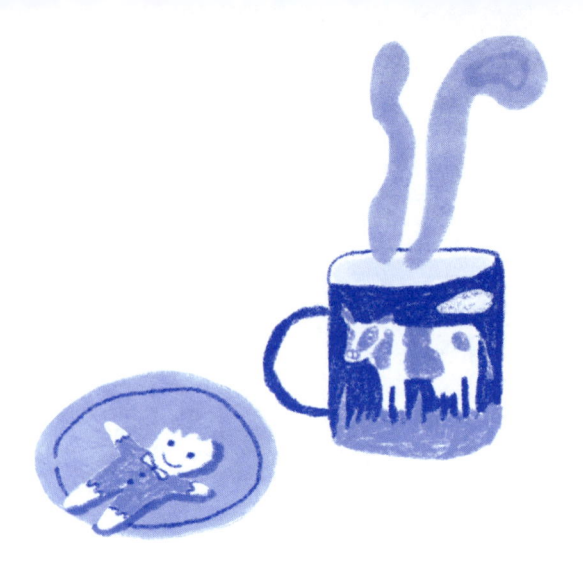

BEBIDA NOTURNA CALMANTE

Se você está tendo dificuldade para dormir e gosta de beber algo quente antes de dormir, experimente o seguinte: aqueça ligeiramente uma caneca com leite, leite de aveia ou leite de amêndoa. Adicione duas colheres de chá de chocolate em pó ou achocolatado e mexa. Aqueça até atingir a temperatura desejada e polvilhe canela. Mergulhe algo saboroso, como biscoitos de aveia, para fazer um bom lanche noturno relaxante. O leite de vaca contém um aminoácido chamado triptofano, que pode ajudar a adormecer.

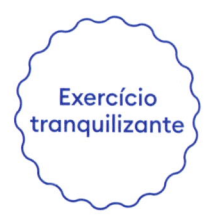

Exercício tranquilizante

Tomando decisões

Quando um ou ambos os parceiros estão cansados, é muito difícil discutir questões controversas e tomar decisões difíceis de forma racional. A privação do sono interfere na função cognitiva, e as pessoas têm dificuldade em ouvir umas às outras e lembrar do que foi dito. Como os parceiros podem ficar mais sensíveis e exageradamente reativos, também podem se sentir rejeitados se acreditarem que a outra pessoa não os escuta ou não concorda com eles. Uma pequena questão mal interpretada pode evoluir para um mal-entendido total porque um ou ambos os parceiros não são capazes de prestar atenção ao que está sendo comunicado. Como casais muitas vezes tentam discutir as coisas com pressa quando estão saindo de casa pela manhã ou tarde da noite, depois de alguns drinques, isso pode levar a grandes brigas com vozes alteradas e gritos, o que nunca é uma boa ideia.

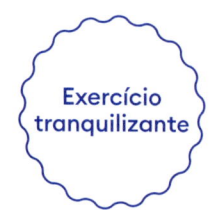

Exercício tranquilizante

DUCHA OU BANHO CONSCIENTE

Reserve tempo para um luxuoso banho de banheira ou chuveiro antes de dormir. Tomar um banho gostoso e relaxante é uma daquelas coisas que ajudam a ter uma boa noite de sono. Fique embaixo do chuveiro ensaboando-se com seu gel de banho favorito ou prepare um lindo banho de espuma na banheira. Passe algum tempo sentindo a água morna com sabão na pele e o calor abraçando seu corpo. Aproveite para apreciar os aromas e a sensação de lavar a pele com um sabonete, um tecido macio ou uma esponja. Tente fazer isso em silêncio, sem música, rádio ou podcasts, e fique apenas com as sensações corporais. Feche os olhos por alguns momentos enquanto se ensaboa e pensa: "Está tudo bem". Repita isso, inspirando e expirando lentamente, três vezes. Termine o banho se enrolando em uma deliciosa toalha quente. Uma variação deste exercício envolve incluir o seu parceiro, um ensaboando o outro lentamente ou compartilhando um bom banho na banheira, o que pode ser divertido antes de dormir.

Feche os olhos
e repita:
"está tudo bem".

Corujas e cotovias

Nossos cronotipos específicos podem determinar se somos corujas noturnas ou cotovias matinais. As corujas noturnas tendem a acordar mais tarde pela manhã e têm um segundo fôlego à noite. Já as cotovias matinais tendem a acordar cedo, mas estão prontas para ir para a cama às dez da noite. Se os parceiros tiverem cronotipos opostos, podem enfrentar problemas de desarmonia doméstica. Para serem felizes juntos, os casais precisam aprender a acomodar as diferenças inerentes um do outro. Não é uma boa ideia tentar mudar um ao outro; em vez disso, é importante compreender que existem diferentes ritmos de vida. As corujas podem aprender a fazer amor pela manhã, às vezes, e as cotovias podem decidir ficar acordadas até mais tarde para eventos especiais. Um pouco de concessão pode ajudar muito. Além disso, a partir da meia-idade, esses ritmos podem ficar um pouco mais flexíveis, para que os casais possam se encontrar no meio do caminho, no tempo certo.

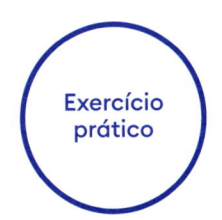

Exercício prático

DE QUE TIPO VOCÊ É?

Faça as seguintes perguntas a si mesmo (você também pode incluir seu parceiro):

1. Você gosta de acordar cedo para ver o orvalho nas folhas ou até mesmo o sol nascer?
2. Você fica mais feliz vendo a lua e as estrelas à noite e observando o céu noturno?
3. Você acha difícil ficar acordado e se concentrar depois das dez da noite?
4. Você parece recuperar o fôlego por volta das dez da noite e consegue ficar acordado até altas horas?

Se respondeu "sim" às perguntas um e três, você é uma cotovia; se respondeu "sim" às perguntas dois e quatro, você é uma coruja. Curiosamente, as cotovias são um pouco mais adaptáveis do que as corujas e geralmente conseguem ficar acordadas até um pouco mais tarde, se desejarem. As corujas não são preguiçosas; elas simplesmente têm um ritmo circadiano diferente do das cotovias.

Relacionamentos de imagem espelhada

Segundo psicólogos, as pessoas geralmente escolhem parceiros que tenham características semelhantes às suas. Podem ser características físicas, como a distância entre os olhos ou traços de personalidade. Idealmente, se duas pessoas semelhantes se escolherem — como duas corujas ou duas cotovias —, elas se espelharão e provavelmente acharão mais fácil conviver uma com a outra. A escolha de um parceiro com características semelhantes é chamada de acasalamento seletivo e é evidente em todo o reino animal.

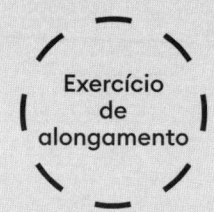

Exercício de alongamento

ALONGAMENTO
NOTURNO DE PESCOÇO

Antes de ir para a cama, experimente fazer este exercício. É uma boa maneira de eliminar todas as tensões e inquietações do dia antes de tentar dormir. Encontre um espaço tranquilo para ficar em pé, possivelmente no quarto, vestindo roupas de dormir, roupa íntima ou até mesmo nu, se desejar. Fique em pé com a postura ereta, mas os joelhos soltos. Abaixe o queixo até o peito e segure por cinco respirações. Traga a cabeça de volta ao centro e a deixe cair para trás por cinco respirações. Repita isso cinco vezes, indo o mais devagar que puder, inspirando profundamente ao abaixar o queixo e inspirando ao levantá-lo. Não se preocupe se ouvir alguns cliques e estalos nas vértebras, pois isso é normal.

· ·

CAPÍTULO SETE

O SONO E OS FILHOS

Fale sobre sono com a maioria dos pais e eles provavelmente vão dar um gemido, revirar os olhos e contar histórias de noites sem dormir embalando seus filhos. Ou então farão uma careta ao se lembrar de todas aquelas horas trocando fraldas durante a noite, amamentando ou lidando com cólicas até o amanhecer. Na verdade, eles podem muito bem ter motivos para reclamar, já que os pesquisadores descobriram que os pais perdem 350 horas de sono durante o primeiro ano após o nascimento de um filho. Eles também perdem impressionantes 645 horas de sono ao criar um filho da infância até os dezoito anos.

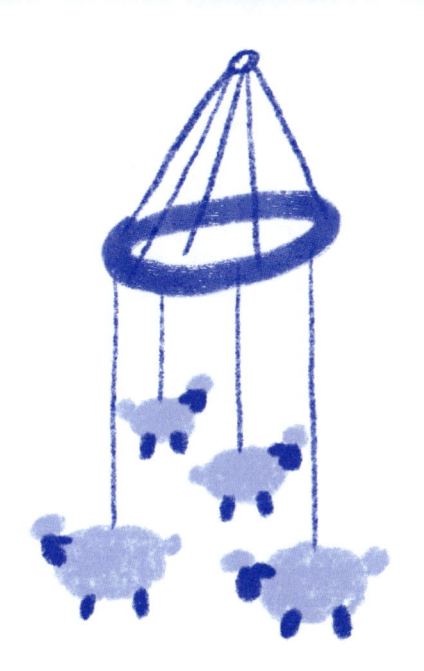

Privação de sono parental

Acrescente mais um ou dois filhos à equação, e isso representa uma enorme quantidade de sono noturno perdido para os pais. No geral, a privação de sono dura cerca de seis anos, e muitos pais sentem que nunca mais terão uma boa noite de sono, pois a preocupação continua conforme os filhos crescem. Além disso, as mães tendem a perder mais sono do que os pais, especialmente nos primeiros três meses de vida do bebê.

Pais recentes e sono

Quando um casal tem um filho, há muito em que pensar, e o sono pode se tornar uma grande preocupação. Sabemos que os adultos precisam de cerca de sete a nove horas de sono por noite, mas um recém-nascido vai interromper isso, pois os pais precisam e querem atender às suas necessidades. Uma pesquisa (Hagen, 2013) mostrou que 41% dos pais novos dormem menos de sete horas por noite durante o primeiro ano de vida da criança. Algumas pessoas precisam dormir mais do que outras, enquanto outras são mais flexíveis. Isso pode ser devido à personalidade individual e também ao fato de serem corujas ou cotovias. No entanto, uma nova mãe que amamenta (ou um pai que dá mamadeira) estará presa às necessidades do bebê. Embora isso possa ser muito gratificante e necessário, também pode destruir uma boa noite de sono.

Efeitos em cadeia

Pode haver um efeito indireto, pois pais cansados se tornam pais irritados. Pais recentes têm sono mais curto, sono interrompido e sono REM perturbado. O sono é essencial para uma boa saúde física e mental, e pais recentes geralmente ficam privados de sono exatamente quando mais precisam dele.

Sentimentos negativos

Não é de surpreender que muitos relacionamentos se desfaçam durante o primeiro ano após o nascimento de um filho devido ao estresse de colocar as necessidades do recém-nascido antes das necessidades (e do tempo de sono) de cada parceiro. Estudos descobriram que pais com privação de sono podem desenvolver sentimentos negativos em relação aos próprios filhos. Eles também podem acabar se ressentindo do papel de pai ou mãe. Além disso, pais que trabalham fora podem acabar sendo improdutivos ou nem sequer comparecer ao trabalho, por estarem cansados demais para se dedicar às suas funções.

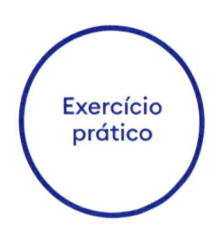

Exercício prático

PEQUENO ESBOÇO

Este exercício é ótimo para ajudar você a relaxar e descontrair após um dia agitado. Pegue uma folha de papel e uma caneta e observe um pequeno objeto de seu escritório ou casa. Pode ser uma pedra, um enfeite, uma flor ou um utensílio. Coloque-o sobre uma mesa e observe-o por um minuto. Em seguida, pegue a caneta e desenhe-o. Não se contenha, apenas aproveite a sensação da caneta fluindo sobre o papel. Olhe atentamente para o objeto e siga suas linhas, depois se recoste e aprecie seu trabalho.

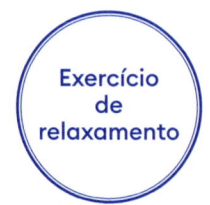

Exercício de relaxamento

GIRO DE OMBROS

Em um espaço tranquilo, fique em pé com os pés afastados na largura dos quadris. Erga os ombros até as orelhas, então aperte-os e abaixe-os novamente. Faça isso três vezes. Gire um ombro para cima e para trás, depois o outro. Faça isso lentamente, sentindo os ligamentos e músculos se soltarem. Gire cada ombro três vezes para cada lado.

Cama compartilhada

Uma solução para os primeiros anos de privação de sono na vida de uma criança é dormir junto. Em algumas culturas, é comum que o bebê compartilhe a cama com os pais para facilitar o acesso durante a amamentação e proporcionar conforto materno. Embora 85% das crianças em idade pré-escolar na Índia durmam com os pais, isso costuma ser considerado menos aceitável em outras culturas. Algumas pessoas gostam de colocar o bebê ao lado da cama dos pais, em um bercinho, para facilitar o acesso, enquanto outras preferem que o bebê durma no próprio berço desde o início. Se você decidir adotar a cama compartilhada, siga sempre os conselhos de segurança mais atualizados.

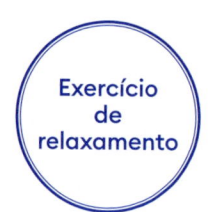

Exercício de relaxamento

RELAXAMENTO DE DOIS MINUTOS

Programe um timer para dois minutos e encontre um espaço silencioso — um sofá, uma cama ou o chão. Coloque algo sobre os olhos, como um suéter ou uma máscara de dormir. Se for preciso, coloque protetores de ouvido. Deite-se de costas e se alongue, com a cabeça apoiada. Feche os olhos. Abra a mandíbula, como se fosse bocejar, para relaxar o rosto. Deixe-se relaxar no sofá, na cama ou no chão. Relaxe da cabeça aos pés, imaginando lentamente cada parte do seu corpo ficando solta e pesada. Mantenha a mente voltada para o corpo, concentrando-se em cada parte e respirando de forma constante e profunda à medida que avança. Permita-se relaxar até o timer tocar.

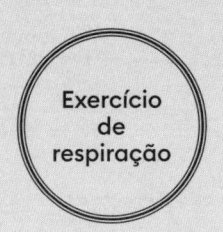

Exercício de respiração

RESPIRAÇÃO NASAL ALTERNATIVA

Este exercício para reduzir o estresse, também chamado de shodhana pranayama, é bom para fazer antes de dormir. Sente-se com as pernas cruzadas ou com as costas apoiadas na parede e as pernas esticadas para a frente. Repouse a mão esquerda sobre o joelho e leve o polegar direito ao nariz. Expire completamente e feche a narina direita com o polegar. Abra a narina direita e expire, fechando a esquerda com o dedo indicador direito. Continue essa rotação, alternando as narinas. Descanse por um minuto e observe como você se sente depois.

Privação de sono infantil

Quando as crianças não dormem o suficiente, podem sofrer um efeito indireto em termos de saúde e bem-estar. Altos níveis dos hormônios grelina e leptina são produzidos em crianças com sono desequilibrado, o que pode fazê-las sentir fome mesmo quando estão saciadas. Isso pode levá-las a escolher alimentos gordurosos, açucarados ou salgados, o que aumenta o risco de obesidade. Além disso, mandar crianças para a cama com uma tela para ajudá-las a dormir pode ser contraproducente, pois tornará mais difícil adormecer. Até recentemente, a melatonina só era prescrita para maiores de 55 anos, mas agora está sendo administrada a crianças com privação de sono, embora ainda não se conheçam os efeitos colaterais a longo prazo. Limitar o uso de telas em primeiro lugar é o melhor caminho a ser seguido pelos pais, se possível.

De quanto sono as crianças precisam?

Crianças de diferentes idades necessitam de diferentes quantidades de sono. A maioria dos pediatras recomenda o seguinte para uma boa higiene do sono:

Bebês de 4 a 12 meses: de 12 a 16 horas, incluindo cochilos
Crianças de 1 a 2 anos: de 11 a 14 horas, incluindo cochilos
Crianças de 3 a 5 anos: de 10 a 13 horas, incluindo cochilos
Crianças de 6 a 12 anos: de 9 a 12 horas
Adolescentes de 13 a 18 anos: de 8 a 10 horas

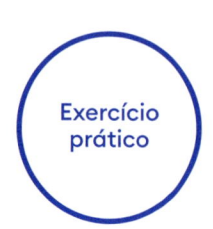

Exercício prático

LIVRE SEUS FILHOS
DAS PREOCUPAÇÕES

Se seus filhos parecem ansiosos na hora de dormir, você pode ajudá-los a afastar as preocupações com uma brincadeira. Desenhe uma sacola grande, que as crianças podem colorir, e, na hora de dormir, você ou elas podem escrever as preocupações em pedaços de papel e "colocá-las" na sacola. Conforme seus filhos crescem, é uma boa ideia ensiná-los que tirar as preocupações do caminho à noite pode ajudar a dormir. As crianças não lhe dirão necessariamente o que as está incomodando se você perguntar diretamente, mas talvez façam isso se for na forma de uma brincadeira. Além disso, essa atividade pode aliviar essas preocupações e ajudá-las a dormir melhor.

Rotinas na hora de dormir

Especialmente as crianças menores se beneficiam de uma rotina calma e reconfortante na hora de dormir, como uma bebida quente com leite seguida de um banho e uma história. Tente não deixar as crianças verem telas pelo menos uma hora antes de dormir e certifique-se de que o quarto está fresco, bem ventilado e escuro (use uma cortina blackout, se necessário, pois a escuridão bloqueia a serotonina e aumenta a melatonina). Use uma luz noturna suave, uma caixinha de música ou algo semelhante como objeto tranquilizador se a criança tiver dificuldade para dormir. Se o bebê tiver dificuldade para adormecer, você pode usar aplicativos de ruído branco ou que reproduzem o som da barriga da mãe. Para crianças maiores, coloque os celulares e dispositivos eletrônicos em uma caixa segura fora do quarto durante a noite e explique por que está fazendo isso. Garanta também que não haja comida ou refrigerantes no quarto (apenas água) e mantenha os pets afastados.

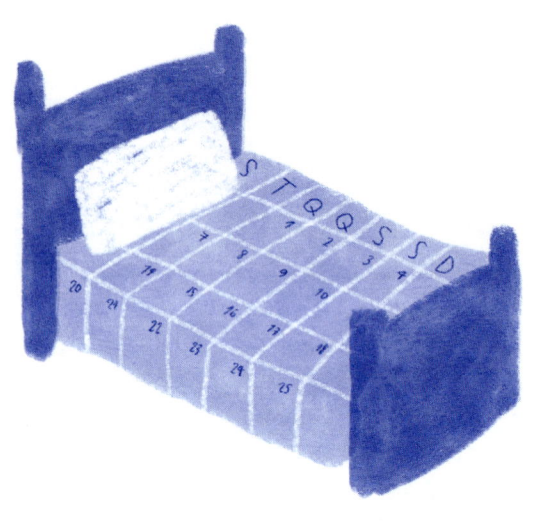

USE UM AROMA PARA
A HORA DE DORMIR

Os difusores de aromaterapia, disponíveis na internet e na maioria das lojas de produtos naturais, são uma ótima maneira de criar um aroma calmante no quarto de uma criança. Primeiro, certifique-se de que o difusor esteja posicionado com segurança, fora do alcance da criança, depois adicione à água duas ou três gotas de óleos puros de lavanda, manjericão e jasmim. Deixe o vaporizador ligado por cerca de trinta minutos antes de dormir para aumentar o clima de tranquilidade no ambiente. Lembre-se de retirar o difusor antes da criança ir para a cama.

As crianças não lhe dirão necessariamente o que as está incomodando se você perguntar diretamente, mas talvez façam isso se for na forma de uma brincadeira.

CAPÍTULO OITO

UM BOM SONO PARA SEMPRE

Imagine ir para a cama bem cansado à noite, afundar no colchão, aconchegando-se debaixo do edredom, e acordar oito horas depois, totalmente revigorado e pronto para o dia seguinte. Parece um conto de fadas, mas esse tipo de sono era possível quando o mundo era mais lento, menos obcecado por tecnologia, mais silencioso e menos exigente. Não era perfeito para todos, obviamente, mas as pessoas não eram tão superestimuladas como parecemos ser hoje. Cada um de nós, a partir do século XXI, tem como ônus a necessidade de aprender a relaxar e cuidar de si mesmo o suficiente para ter uma boa e reparadora noite de sono.

Autocuidado para dormir

Para fazer isso, o autoconhecimento é essencial. Compreender o quanto de sono você precisa, se você se beneficia com cochilos e de quais condições você necessita para ter um sono decente é fundamental. Também é importante saber quais dos seus hábitos e comportamentos diários estão impedindo você de adormecer ou permanecer dormindo. De muitas maneiras, nosso modo de viver atual nos fez esquecer que, no fundo, somos animais, vivendo com nosso ritmo circadiano individual e sendo governados pela luz, pela escuridão e até pela Lua.

Também é importante saber se você é uma cotovia matinal ou uma coruja noturna (ver página 146), para entender os horários ideais do dia em que você funciona melhor. Conhecer seus ritmos diários específicos pode ajudar a escolher o trabalho certo, dependendo de você conseguir acordar cedo ou ficar acordado até tarde. Descobrir que tipo de parceiro de cronotipo funcionará melhor para você também pode ajudar — ambos são notívagos ou a questão da hora de dormir sempre será controversa, já que um quer cair no sono às dez horas, exatamente quando o outro está ganhando fôlego?

Cuide de si mesmo para melhorar seu sono

Desenvolver uma atitude centrada no autocuidado significa cuidar de si mesmo e da sua saúde. Isso envolve consultar um médico quando necessário ou buscar tratamento para uma lesão ou doença. Também significa cuidar proativamente do corpo e do próprio bem-estar, valorizando a si mesmo e se tratando como o ser precioso que é. Quando sofremos em silêncio, ignoramos sintomas e resistimos a lesões, estamos sendo imprudentes conosco.

Falta de autocuidado é falta de compaixão por si mesmo. Se você não consegue ser compassivo consigo, será difícil ser gentil com os outros. Portanto, vale a pena reservar um tempo para cuidar de si e refletir sobre como você vive a vida e como isso afeta seu sono. Sem um bom sono, a saúde física e a saúde mental serão prejudicadas. Se não estamos bem, todos os que dependem de nós sofrem e não conseguimos viver a vida plenamente. É uma área à qual realmente vale a pena estar atento, em benefício próprio e dos outros.

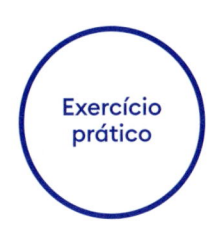

Exercício prático

DIÁRIO DO SONO

Este diário leva apenas alguns minutos para ser preenchido, mas é útil para entender mais sobre você, seus hábitos e ritmos circadianos. Mantenha um diário por algumas semanas para ter uma ideia real de suas necessidades de sono. Todo dia, anote:

- *A que horas você foi dormir.*
- *A que horas você acordou.*
- *Como você estava se sentindo ao acordar.*
- *Quantas vezes você acordou durante a noite e os motivos.*
- *Quantas vezes você sentiu sono durante o dia.*
- *Qualquer outra coisa que possa afetar o seu sono, como ciclo menstrual, trabalho por turnos ou viagens.*
- *Número de bebidas com cafeína consumidas e horário da última dose.*
- *Número de bebidas alcoólicas consumidas e horário da última dose.*
- *Alimentos consumidos e horário da última refeição.*
- *Exercício — o quê, quando e por quanto tempo.*
- *Uso de telas — o quê, quando e por quanto tempo.*
- *Cochilos — quando e por quanto tempo.*
- *Medicamentos — o que foi tomado e quando.*
- *Ambiente de sono e rotina na hora de dormir.*

Doze passos para uma boa noite de sono

Embora cada pessoa seja diferente, existem alguns princípios básicos para uma boa higiene do sono que foram elaborados por especialistas. Seguir a maioria das etapas, ou todas elas, ajudará você a obter um sono de boa qualidade.

1. Vá para a cama e se levante na mesma hora todos os dias, se possível. Dormir até tarde nos fins de semana não necessariamente compensará seu déficit de sono de muitas noites. Programe o despertador para o mesmo horário todos os dias e cumpra-o o máximo que puder.

2. Observe a ingestão de cafeína ao longo do dia e lembre-se de que o café tem uma proporção maior de cafeína por xícara do que o chá (quase o dobro). Consuma bebidas com cafeína apenas até por volta das cinco ou seis da tarde. Observe que a cafeína também está presente em refrigerantes, sorvetes, bolos, barras de chocolate e alguns medicamentos.

3. Evite o excesso de álcool, especialmente uma "dose antes de dormir", pois isso provavelmente perturbará seu sono. O álcool interfere no valioso sono REM, desidrata e faz com que você levante durante a noite para ir ao banheiro. Você também pode ter ressaca, o que significa ficar desidratado e menos produtivo no dia seguinte. Consuma bebida alcoólica dentro dos limites recomendados e tenha pelo menos dois dias sem álcool por semana para se recuperar com um sono de qualidade.

4. Fazer exercícios ajuda a dormir, mas não pratique atividades intensas depois das nove da noite. Isso manterá você acordado e agitado. Em vez disso, experimente alongamentos suaves, ioga ou pilates na hora de dormir para relaxar.

5. Não deixe grandes refeições para serem consumidas por último, especialmente depois de beber. Comer alimentos gordurosos, condimentados e cheios de calorias tarde da noite pode causar indigestão, o que interfere no sono. Alguns alimentos, como leite e cereais, biscoitos e manteiga de amendoim ou queijo, são indutores do sono. Coma apenas como um lanche leve.

6. Se cochilar, faça isso apenas até as três da tarde, senão a soneca interferirá no sono profundo do estágio 3, que é importante para a retenção de memória e o rejuvenescimento. Além disso, pode ficar mais difícil adormecer à noite. Limite qualquer cochilo a quarenta minutos.

7. Tente não tomar medicamentos que atrasem o seu sono — alguns medicamentos prescritos e vendidos sem receita podem deixá-lo mais desperto, como aditivos em xarope para tosse, por exemplo. Leia os rótulos com atenção e observe o que atrapalha seu sono. Se tiver dúvidas, fale com um farmacêutico ou médico.

8. Um banho quente e relaxante antes de ir para a cama ajudará a adormecer. Preparar um banho de espuma perfumado com lavanda, camomila ou jasmim à luz de velas ajuda a cair no sono.

9. Se possível, certifique-se de ter um quarto dedicado ao sono. Remova equipamentos de escritório, luzes LED piscantes e eletrônicos — e bloqueie a luz azul uma hora antes de dormir. Escureça o ambiente com persianas ou cortinas blackout para garantir um bom sono. Tenha um bom colchão, um bom travesseiro e roupa de cama de qualidade. Mantenha seu quarto organizado, fresco e tranquilo.

10. Receba um pouco de luz natural no corpo pela manhã, o mais cedo possível. Saia para uma curta caminhada ou vá até o jardim ou a varanda. Saia do escritório e se afaste da mesa de trabalho na hora do almoço também. A luz ativa a serotonina e ajuda você a se sentir acordado. Também ajuda a regular o relógio biológico.

11. Se puder, medite antes de dormir por cinco ou dez minutos. Ou faça a visualização criativa de uma caminhada à beira-mar, pelas montanhas ou por uma linda campina (ver página 97). Acalme sua mente com belas visões da natureza.

12. Deposite as preocupações no seu "grande saco de preocupações" (ver página 88) ou escreva em um papel. Se não conseguir dormir depois de vinte minutos, levante-se e vá fazer outra coisa, como ler, tomar uma bebida quente, fazer palavras cruzadas ou até mesmo anotar mais preocupações. Volte para a cama quando começar a se sentir um pouco sonolento.

Como ser positivo em relação ao sono

É possível mudar nossas atitudes em relação à nossa capacidade de dormir bem. Muitas vezes nos alimentamos de ideias negativas, e elas se tornam crenças, como "eu durmo mal" ou "nunca terei uma boa noite de sono". Como acontece com a maioria das coisas, começar a treinar sua mente para pensar de forma mais positiva ajudará você a lidar com o sono de maneira diferente. Não pense que ficará preso a padrões de sono ruins pelo resto da vida — você pode assumir o controle e acreditar que pode fazer algo a respeito.

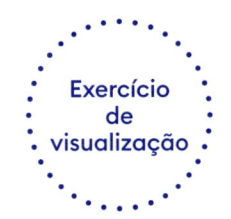

Exercício de visualização

EU CONSIGO DORMIR

Tente plantar estas ideias positivas em sua mente, e elas serão gradualmente absorvidas. Diga a si mesmo como um mantra enquanto se prepara para dormir:

"Eu consigo dormir facilmente."

"Eu consigo dormir a noite toda."

"Estou me sentindo muito confortável."

"Estou seguro, relaxado e caindo no sono."

Como fazer a mudança

Melhorar nosso sono, dormindo o número de horas necessário e nas condições certas, é completamente possível, mesmo neste nosso mundo moderno e em rápida evolução. O passo mais importante é decidir dormir melhor e depois colocar em prática as sugestões deste livro.

Cada um precisa olhar para suas necessidades físicas, seu ambiente e seu estado de espírito. Se deseja ter noites de sono melhores e de maneira regular, você pode. No entanto, será necessário algum esforço para observar como você trata seu corpo, que tipo de ambiente de sono você criou e aprender algumas técnicas simples para acalmar sua mente.

A boa notícia é que existem muitos aplicativos para ajudar, e também muitos recursos facilmente acessíveis, como protetores de ouvido e óleos essenciais, máscaras para os olhos e música calmante, meditação simples e massagem. Assuma o controle de suas próprias necessidades de sono e você certamente verá os benefícios.

Recursos adicionais

Aplicativos

Bearable (monitoramento de humor)
BellyBio (respiração com neurofeedback)
Brain.fm (playlists de concentração e relaxamento)
Calm (meditação guiada e sono)
Cingulo (bem-estar, autoestima e autoconhecimento)
Daylio (monitoramento de humor)
Headspace (meditação guiada)
Lojong (meditação, mindfulness e atenção plena)
Meditopia (mindfulness e atenção plena)
Stop, Breathe & Think (meditação)
The Mindfulness App (meditação, sono e relaxamento)

Ajuda psicológica

Centro de Valorização da Vida (cvv)
É uma associação civil sem fins lucrativos de apoio emocional e prevenção do suicídio para todas as pessoas que precisam conversar.

Instituto Bem do Estar
O Instituto Bem do Estar tem como propósito desafiar as pessoas a mudar seu comportamento em relação à saúde da mente, colaborando para a prevenção de doenças psicológicas e contribuindo para uma sociedade mais consciente e saudável.

Instituto Borboleta Azul

O objetivo do Instituto Borboleta Azul é oferecer atendimento psicológico gratuito e qualificado, dando acesso à saúde mental a jovens e suas famílias em situação de vulnerabilidade social.

Instituto Cactus

É uma entidade filantrópica e de direitos humanos, sem fins lucrativos, que atua de forma independente para ampliar o debate e os cuidados em prevenção de doenças e promoção de saúde mental no Brasil.

Instituto de Pesquisa e Estudos do Feminino e das Existências Múltiplas (IPEFEM)

É uma organização não governamental (ONG) de educação em saúde mental criada para ajudar pessoas a identificar e interromper os processos de violência socioemocional no trabalho — principalmente as microagressões contra mulheres.

Mapa da Saúde Mental

O mapa da saúde mental concentra e organiza serviços públicos de saúde mental disponíveis em todo o território nacional, além de serviços de acolhimento e atendimento gratuitos ou voluntários realizados por ONGs, instituições filantrópicas, clínica-escola, entre outros.

Para mais informações, acesse o site:

https://www.gov.br/saude/pt-br/assuntos/saude-de-a-a-z/s/saude-mental/sus-e-a-saude-mental.

Rede de Atenção Psicossocial

A Rede de Atenção Psicossocial (RAPS) é constituída por um conjunto integrado e articulado de diferentes pontos de atenção para atender pessoas em sofrimento psíquico e com necessidades decorrentes do uso prejudicial de álcool e outras drogas, no âmbito do Sistema Único de Saúde (SUS), com estabelecimento de ações intersetoriais para garantir a integralidade do cuidado.

Os atendimentos em saúde mental são realizados na Atenção Primária à Saúde (APS) e nos Centros de Atenção Psicossocial (CAPS), onde o usuário recebe assistência multiprofissional e cuidado terapêutico conforme a situação de cada pessoa. Em algumas modalidades desses serviços também há possibilidade de acolhimento noturno ou cuidado contínuo em situações de maior complexidade. A RAPS é formada pelos seguintes pontos de atenção: Unidade Básica de Saúde/Estratégia de Saúde da Família (UBS/ESF), Centros de Atenção Psicossocial (CAPS), Unidades de Acolhimento (UA), Serviços Residenciais Terapêuticos (SRT), Programa de Volta para Casa (PVC), Unidades de Pronto Atendimento (UA), SAMU, Hospitais Gerais e Centros de Convivência e Cultura.

Saúde mental e o SUS

A política de saúde mental no Brasil atualmente é constituída por uma rede de cuidados que recebe o nome de Rede de Atenção Psicossocial (RAPS), parte integrante do Sistema Único de Saúde (SUS). Essa Rede é constituída por diferentes "pontos de atenção" que contemplam serviços e ações da atenção primária, atenção especializada e atenção hospitalar. São 17 diferentes pontos de atenção definidos na Portaria GM/MS 3.088/2011.

Outros canais de ajuda

Além dos canais de assistência citados, existem muitas outras iniciativas e projetos que acolhem pessoas em situação de vulnerabilidade psicossocial e ajudam a promover a luta pela saúde mental — entre eles, projetos estaduais, municipais, organizações não governamentais e demais projetos voltados à assistência social. Não deixe de buscar ajuda profissional, busque por atendimentos médicos, psicológicos, organizações ou centros de referência confiáveis próximo à sua localização.

Meditação/Mindfulness
Be Mindful — www.bemindful.co.uk
Breathworks — www.breathworks-mindfulness.org.uk
Mind — www.mind.org.uk
Mindful — www.mindful.org
Samaritans — www.samaritans.org

Sono
Associação Americana de Apneia do Sono —
www.sleepapnea.org
Associação Americana do Sono — www.sleepassociation.org
Fundação Síndrome das Pernas Inquietas — www.rls.org
Rede de Distúrbios do Sono Circadiano —
www.circadiansleepdisorders.org
Rede de Narcolepsia — www.narcolepsynetwork.org

Confiança

Love is respect — www.loveisrespect.org
Projeto Dove pela Autoestima — www.dove.com/br/dove-self-esteem-project.html
One Love — www.joinonelove.org
The Cybersmile Project — www.cybersmile.org

Livros

Mindfulness: O diário, de Corinne Sweet. BestSeller, 2015. Tradução de Patrícia Azeredo.

Diário para ansiosos: Exercícios para aliviar o estresse e acabar com a ansiedade onde quer que você esteja, de Corinne Sweet. BestSeller, 2020. Tradução de Guilherme Bernardo.

Viver a catástrofe total: Como utilizar a sabedoria do corpo e da mente para enfrentar o estresse, a dor e a doença, de Jon Kabat-Zinn. Palas Athena, 2017. Tradução de Márcia Epstein.